常见病的治疗与调养丛书

前列腺疾病的治疗与调养

疾病

上海科学技术文献出版社

Shanghai Scientific and Technological Literature Press

大字本

三分治　七分养

图书在版编目(CIP)数据

前列腺疾病的治疗与调养 / 萧进,刘伟山编.—上
海:上海科学技术文献出版社,2018
ISBN 978 - 7 - 5439 - 7642 - 9

Ⅰ.①前… Ⅱ.①萧… ②刘… Ⅲ.①前列腺疾病 –
防治 Ⅳ.①R697

中国版本图书馆 CIP 数据核字(2018)第 125924 号

组稿编辑:张 树
责任编辑:苏密娅

前列腺疾病的治疗与调养

萧 进 刘伟山 编

*

上海科学技术文献出版社出版发行
(上海市长乐路 746 号 邮政编码 200040)
全 国 新 华 书 店 经 销
四川省南方印务有限公司印刷

*

开本 700 × 1000 1/16 印张 17 字数 340 000
2018 年 7 月第 1 版 2018 年 7 月第 1 次印刷
ISBN 978 - 7 - 5439 - 7642 - 9
定价:45.00 元
http://www.sstlp.com

目　录

前列腺疾病患者的诊疗与宜忌　21

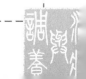

前列腺疾病的治疗与调养

前列腺疾病的治疗与调养

前列腺疾病患者的饮食调养　139

前列腺疾病的治疗与调养

认识前列腺疾病

前列腺是男性特有的性腺器官。有人形象地说：前列腺是男性生殖系统的"机要处"。前列腺是人体非常少有的、具有内、外双重分泌功能的性分泌腺。

初识前列腺

什么是前列腺

前列腺是男性特有的性腺器官。有人形象地说：前列腺是男性生殖系统的"机要处"。前列腺是人体非常少有的、具有内、外双重分泌功能的性分泌腺。作为外分泌腺，前列腺每天分泌约 2 毫升前列腺液，这是构成精液主要成分；作为内分泌腺，前列腺分泌的激素称为"前列腺素"。

前列腺是怎样一个形状

前列腺质地坚韧，色淡红而稍带灰白，呈倒锥体形，像一个倒置的栗子，可分为底、体、尖三部分，前、后及两侧面，上端宽大的部分形成前列腺的基底部，尖端向下。前列腺基底部横径约 4 厘米，纵径约 3 厘米，前后径约 2 厘米，重 18 ~ 20 克。

前列腺是怎样一种生理构造

前列腺的最外面一层由结缔组织与平滑肌所构成的被

膜所包裹，自外向内分为三层：含有丰富静脉和疏松结缔组织的血管层、纤维层、与前列腺组织的大量肌肉纤维相连的肌层。这三层组织就是临床上常常提到的"著名的"影响药物吸收的结构基础。前列腺被膜中的结缔组织与平滑肌伸入前列腺实质，将其分成数叶，形成腺组织周围的基质，被膜与基质占前列腺总重量的1/3。平滑肌的收缩可促进分泌物的排出。

前列腺位于人体中的什么位置

前列腺与膀胱相贴，尖朝下抵泌尿生殖膈，前面贴耻骨联合，后面依直肠，前列腺深居在男性盆腔内，处于男性众多重要盆腔脏器的核心位置。当男人坐下的时候，前列腺刚好隔着会阴与椅子紧密相连，因此有人形象地说，男人是"坐"在前列腺上面的。这也给前列腺带来了沉重的负担，并成为诱发前列腺炎及久病难愈的重要原因。

前列腺是怎样一种腺体

前列腺和腮腺、胰腺等腺体一样，具有外分泌腺的一切共同特点。它是由多个腺泡和导管组成，分泌一定量的外分泌液，是男性所特有的生殖器官，同时也是男性生殖器官中最大的一个附属性腺。主要由腺体组织、平滑肌和结缔组织构成，对男性生殖功能具有特殊的作用，与男性泌尿系统有密不可分的关系。

前列腺的生理功能是什么

一般认为，前列腺在人体中的生理功能可概括为以下4个方面：

（1）外分泌功能。前列腺是男性最大的附属性腺，也是人体外分泌腺之一，可分泌前列腺液。前列腺液是精液的重要组成成分，参与精液的凝固与液化过程，并提供精虫生存的营养物质，对精子维持正常的功能具有重要作用。前列腺液的分泌受雄性激素的调控。

（2）内分泌功能。前列腺内含有丰富的5α-还原酶，可将睾酮转化为更具活力的双氢睾酮（雄性激素），并输送到血液中。双氢睾酮在良性前列腺增生症的发病过程中起重要作用。通过阻断5α-还原酶，可减少双氢睾酮的产生，从而使增生的前列腺组织萎缩。

（3）控制排尿功能。前列腺包绕尿道，与膀胱颈贴近，构成了近端尿道壁，其环状平滑肌纤维围绕尿道前列腺部，参与构成了尿道内括约肌。发生排尿冲动时，伴随着逼尿肌的收缩，内括约肌松弛，使排尿顺利进行。

（4）运输功能。前列腺实质内有尿道和两条射精管穿过，当射精时，前列腺和精囊腺的肌肉收缩，可将输精管和精囊腺中的内容物经射精管压入后尿道，进而排出体外。

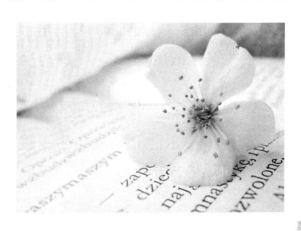

了解前列腺疾病

前列腺疾病在人生各阶段发病的特点是什么

作为男性的主要附属性腺，在不同时期前列腺发病的原因也各有不同，在人生各阶段发病特点如下：

儿童时期为什么很少发生前列腺疾病

在儿童时期，由于前列腺发育缓慢，虽然很少发病，但也有发生急、慢性前列腺炎等病变病例，只是发病率很低。

青壮年时期发病的特点是什么

青壮年时期，前列腺易发生的疾病主要为急、慢性前列腺炎。原因是青壮年时期正是男性性功能旺盛期，性活动频繁，在性兴奋的刺激下易导致前列腺的反复充血，从而诱发炎症。而且，青壮年时期是前列腺液分泌最旺盛的时期，为细菌的生长提供了良好的内部条件。如果不注意个人卫生，机体抵抗力低下或其他部位发生感染，病原体就可进入前列腺，形成急、慢性炎症。

老年期前列腺疾病有什么特点

在老年时期，睾丸功能退化，激素水平降低，前列腺炎发病率下降，而良性前列腺增生症的发病率明显升高。资料显示，51～60岁的男性约有50%出现病理上的前列腺增生，到80岁时，约有90%的男性出现前列腺增生。另一种老年人常见病为前列腺癌。此种疾病在欧美国家的发病率颇高，在我国的发病率相对较低，但近年来有迅速增长的趋势。此外，前列腺还可发生结核、结石、肉瘤等多种疾病，但发病率相对较低。

前列腺炎

什么是前列腺炎

前列腺炎是由于前列腺受到微生物等病原体感染，或某些非感染因素刺激而发生的前列腺炎症反应以及由此造成的前列腺区域不适或疼痛、排尿异常、尿道异常分泌物等临床表现，是一种常见且让人十分困惑的疾病。

前列腺炎在男性中的发病率是多少

前列腺炎一直是男科和泌尿外科的难题，发病率高且病情容易反复。根据有关资料显示，国外前列腺炎在男性中的发病率为6.3%～7.3%。在美国，前列腺炎的发病率和就诊率几乎与前列腺癌和良性前列腺增生接近，每年约有200万前列腺炎患者，估计发病率在5%～8%。在我国，前列腺炎患者约占泌尿外科门诊患者总数的33%。急性前列腺炎比较少见，慢性前列腺炎最为普遍。据统计，在25～40岁的男性中，有30%～40%的人患要不同程度的慢性前列腺炎。根据国际健康中心的健康统计表明，从1977年到1987年期间，前列腺炎的发病率约为25%，有近半数（35%～50%）的男性在其一生中的某个阶段会受到前列腺炎的困扰。

前列腺炎为什么不受重视

尽管前列腺炎的发病率非常之高，而且是临床上诊断最多的疾病之一，但由于该病不会对生命构成威胁，大部分慢性前列腺炎患者对自身的疾病状况并不十分清楚，也不一定寻求医疗帮助。其次，由于前列腺炎患者的症状多为不典型且多样化，对该病的分类和诊断也缺乏统一的标准。往往容易造成漏诊、误诊。第三，前列腺炎很多呈现无症状，因此患者不会因为前列腺炎而专门就诊。第四，医生的素质和对前列腺疾病认识的差异也可以影响到对前列腺炎的准确诊断，很多情况下前列腺炎容易被医生忽视。以上诸多原因，就使得前列腺炎成为可治可不治的疾病。

急、慢性前列腺炎是怎样区分的

急性前列腺炎和慢性前列腺炎主要是按照病程区分的。其中急性前列腺炎是由细菌感染而引起的前列腺炎症；慢性细菌性前列腺炎常由急性前列腺炎转变而来。

1.急性前列腺炎的症状：急性前列腺炎的表现为恶寒、发热、乏力等全身症状；局部症状是会阴或耻骨上区域有重压感，久坐或排便时加重，且向腰部、下腹、背部及大腿等处放射，一旦有小脓肿形成，疼痛会加剧而不能排便；尿道症状为排尿时有烧灼感、尿急、尿频,可伴有排尿终末血尿或尿道脓性分泌物;直肠症状为直肠胀满、便急和排便感,大便时尿道口可流出白色分泌物。

2.慢性前列腺炎的症状:慢性前列腺炎症状呈多样化,轻重亦千差万别,有些可全无症状,有些则浑身不适。常见的症状大致有以下几个方面:

(1)排尿不适。可出现膀胱刺激症,如尿频、排尿时尿道灼热、疼痛并放射到阴茎头部。清晨尿道口可有黏液等分泌物,还可出现排尿困难的感觉。

(2)局部症状。后尿道、会阴和肛门处坠胀不适感,下蹲、大便及长时间坐在椅凳上胀痛加重。

(3)放射性疼痛。慢性前列腺炎的疼痛并不止局限在尿道和会阴,还会向其附近放射,以下腰痛最为多见。另外,阴茎、精索、睾丸、阴囊、小腹、腹股沟区(大腿根部)、大腿、直肠等处均可受累。需要指出的是,慢性前列腺炎引起的腰痛在下腰部,与骨科原因的腰痛如肌筋膜炎、腰肌劳损等虽易混淆,但后者多在系皮带处附近,较前列腺炎引起的腰痛位置偏高,可以鉴别。

(4)性功能障碍。慢性前列腺炎可引起性欲减退和射精痛、射精过早症,并影响精液质量,在排尿后或大便时还可以出现尿道口流白,

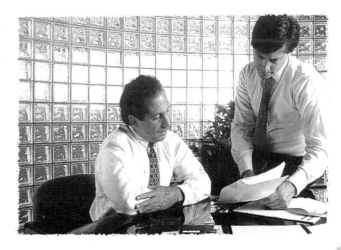

合并精囊炎时可出现血精。

（5）其他症状。慢性前列腺炎可合并神经衰弱症，表现出乏力、头晕、失眠等；长期持久的前列腺炎症甚至可引起身体的变态反应，出现结膜炎、关节炎等病变。

前列腺炎的感染途径是什么

前列腺炎的感染途径大致有以下 3 个方面：

（1）经尿道直接蔓延。细菌经尿道口上行进入尿道，再经前列腺导管侵入前列腺体，引起急性或者慢性前列腺炎。

（2）经血液循环感染。身体其他地方感染灶的致病菌可以经过血液循环到达前列腺引起前列腺炎。

（3）淋巴感染。前列腺邻近的炎症如直肠、结肠、膀胱、尿道等通过淋巴管道引起前列腺炎。

前列腺炎分哪些类型

根据临床症状，尿及前列腺液的培养和镜下检查，前列腺炎可分为以下 6 种类型：

（1）非特异性细菌性前列腺炎。又可分为急性前列腺炎和慢性前列腺炎。

急性前列腺炎是指前列腺非特异性细菌感染所致的急性炎症，主要表现为尿急、尿频、尿痛、直肠及会阴部痛，多有恶寒发热等，属于中医学"热淋"范畴。

慢性前列腺炎是前列腺非特异性细菌感染所致的慢性

炎症,主要表现为少腹、会阴、睾丸部有不适感,尿道口滴白等,中医学属"精浊"范畴,常见于青壮年男性。

（2）特发性非细菌性前列腺炎。临床上具有前列腺疼痛、排尿异常、尿道口有前列腺液溢出等症状,前列腺液中白细胞可增多,但细菌培养无细菌生长。

（3）非特异性肉芽肿性前列腺炎。临床上主要表现尿频、尿痛,尿道灼热,下腰部或会阴部疼痛等症状,但病情发展快,有前列腺溢浊增多、急性尿潴留等伴随症状,是网状内皮系统增生后产生的溶解度差的物质所引起的一种异物反应或过敏反应,故分变态性（过敏性）和非变态性两类。

（4）前列腺痛和前列腺充血。临床上具有持久尿频、尿急、排尿困难和前列腺部不适,或真性前列腺痛等症状,前列腺液中无脓细胞,也无明显感染性病理改变,属非细菌性前列腺炎的一种。

（5）特异性前列腺炎。包括淋菌、真菌和寄生虫（如滴虫）等引起的前列腺炎。

（6）其他原因引起的前列腺炎。如病毒感染、支原体属感染、衣原菌属感染等引起的前列腺炎。

什么是淋菌性前列腺炎

淋菌性尿道炎在医学上称之为淋病,是常见的性传播疾病之一,患者最明显的感觉就是自己的尿道向外排出大量的脓性分泌物,这是由淋病奈瑟菌感染引起的,主要损害泌尿生殖器官。淋菌性前列腺炎多发生在淋菌性尿道炎出现后的几周之内,并受到很多因素的影响,例如体质虚弱、酗酒、抗生素治疗不当等。这些因素可以使淋菌性前列腺炎的发病时间提前。

淋菌性前列腺炎可分为急性与慢性两种，慢性淋菌性前列腺炎多是从急性病迁延而来，也可开始就表现为慢性病过程，常与慢性尿道炎并发。有过淋病史者，淋菌性前列腺炎的发生率达 6%～29%。淋菌性前列腺炎多发于性活跃人群，发病前通常都有淋菌性尿道炎病史。因此，只有洁身自好才能有效地预防淋病奈瑟菌感染，彻底远离难治的淋菌性前列腺炎。

淋菌性前列腺炎具有前列腺炎的一般临床特点。由于人体缺乏对淋病奈瑟菌的自然杀灭能力，前列腺感染的淋病奈瑟菌往往"隐藏"在人体内，不容易被发现和消灭，往往需要进行多次前列腺液的涂片染色或培养才能发现不典型的淋病奈瑟菌。所以，目前确诊淋菌性前列腺炎在许多情况下存在着一定的困难。

什么是急性细菌性前列腺炎

由细菌引起的前列腺组织的急性炎症称为急性细菌性前列腺炎，如炎症进一步发展形成脓肿则称为前列腺脓肿。

1.急性细菌性前列腺炎的发病特点：急性细菌性前列腺炎患者起病急、症状重，通常具有较为典型的临床表现，因此根据患者的临床表现进行诊断并不困难，如果治疗不及时、不彻底，可发展成为前列腺脓肿，并可转变为慢性细菌性前列腺炎。但该病比较少见。

2.急性细菌性前列腺炎的症状

（1）全身症状：多数患者可出现全身感染中毒症状，包括高热、寒战、肌肉关节疼痛和全身不适，并可出现恶心、呕吐和厌食等。患者的体温一般在 38～40℃，如果以畏寒和发热为主要表现，提示其前列腺炎可能由革兰染色阴性细菌感染所致，并可能有菌血症（大量繁殖的细菌进入到血液循环内引起人体明显的不良反应）存在。

（2）局部症状：主要表现为严重的尿路刺激症状、排尿不适与疼痛。在感染较为严重时，患者可具有明显的尿频、尿急、尿道疼痛等症状，有时伴有终末期（排尿的最后部分）血尿。有些患者甚至会因前列腺炎或尿道局部的严重炎性水肿而发生排尿困难或尿潴留症状。前列腺区域或会阴部疼痛，有时可能是剧烈疼痛，这是急性细菌性前列腺炎最常见的主要症状，也常常是促使患者就诊的主要原因。严重的急性前列腺感染可造成前列腺出血，使患者的前列腺分泌物或精液可呈鲜红色或咖啡色。前列腺脓肿有时可破溃进入尿道或会阴部，此时临床症状可能会有明显缓解。

（3）其他症状：可发生性功能异常，出现明显的勃起功能障碍，性交和射精时剧烈疼痛，并偶见血精。

急性前列腺炎的并发症有哪些

尽管急性前列腺炎发病率非常低，但如果救治不及时，还可能出现许多并发症，严重者甚至会有生命危险。急性前列腺炎的主要并发症有以下几种：

（1）急性尿潴留。急性前列腺炎引起局部充血、肿胀，压迫尿道，导致排尿困难，严重者可以出现急性尿潴留。

（2）急性精囊炎、输精管炎或附睾炎。前列腺的急性炎症很容易扩散到精囊，引起急性精囊炎。细菌还可逆行，经淋巴管进入输精管的壁层及外鞘，引起附睾炎。

（3）精索淋巴结肿大或触痛。前列腺与精索淋巴在骨盆中有交通支，发生前列腺急性炎症时会波及精索，引起精索淋巴结肿大，同时伴有触痛。

（4）性功能障碍。患急性前列腺炎时前列腺充血、肿胀可影响到患者的性功能，表现为性欲减退、勃起功能障碍、阴茎痛性勃起、性交痛、射精痛、血精等。

（5）其他。急性前列腺炎严重时可能伴有腹股沟牵涉痛，严重者可有肾绞痛。

什么是真菌性前列腺炎

真菌又称霉菌，可引起多种疾病。在人体的泌尿系统中普遍存在多种酵母菌，但绝大多数是对健康无害的。真菌性前列腺炎是由于真菌感染引起的炎症反应，白假丝酵母菌（白念珠菌）是常见的病原体，它是一种微小的、卵圆形出芽生长的酵母状菌，是一种机会性致病菌。真菌感染前列腺炎常常发生在全身或局部，由于免疫功能明显低下或长期应用广谱抗生素所致。白念珠菌感染前列腺后，可具有一般慢性前列腺炎的常见症状，诊断并不困难，可通过对前列腺液的白念珠菌直接涂片检查而确定，在葡萄糖蛋白胨琼脂培养基上经过 24～48 小时培养可见真菌生长。

什么是滴虫性前列腺炎

滴虫是一种人体寄生虫，它寄生在前列腺中引起的前列腺炎称为滴虫性前列腺炎。也有学者将这种情况叫做前列腺滴虫症。滴虫性前列腺炎在临床上并不少见，但容易被忽视。究其原因，一方面是因为滴虫性前列腺炎的病因诊断比较困难，另一方面是由于临床医生习惯于将前列腺炎的病因归结为较多见的细菌感染。众所周知，滴虫性阴道炎是女性的常见病，但鲜为人知的是男性也会患滴虫病，而且男性的滴虫病往往是通过性交途径从女性那里感染而来的。滴虫主要寄生在女性的阴道内，也可以引起泌尿系统的感染，感染途径主要是通过直接或间接的不洁性接触。滴虫性前列腺炎常继发于滴虫性尿道炎，发病比较缓慢，临床症状与一般的慢性前列腺炎相似，但往往具有尿道刺痒、尿道口分泌物有异味、排尿终末时尿道刺痛、会阴部与肛周刺痛或下坠感明显等症状，并可能出现不同程度的性功能障碍。

引起尿道病原体逆行感染前列腺的因素有哪些

尿道内的病原体逆行感染是男性患前列腺炎的重要原因，有许多因素可以参与或加重这类逆行性感染。因此，明确常见的这种逆行感染的因素，对于男性预防前列腺炎的发生，保持良好的健康状况是有好处的。这些常见的因素主要有：

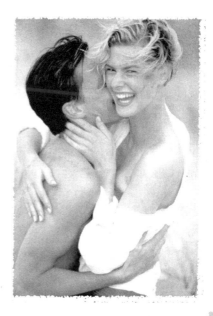

（1）性病遗留。急性性传播性尿道炎患者在经过一段时间的治疗后，急性尿道炎症状缓解，但仍然有反复排尿不适、会阴部坠胀、膀胱区不适等症状，就应该怀疑性病后患前列腺炎的可能性。究其原因，可能是性病患者应用较多的抗生素使得一些条件致病菌变成抗药的主要致病菌；一些性病患者由于治疗不及时、不彻底或病原菌转化为抗药菌型，也可迁延至前列腺而引起感染；较多的抗生素使用也可引起真菌性前列腺炎的发生；性病患者往往伴有多种病原体的混合感染，这也是造成性病后患前列腺炎的主要原因之一。

（2）分泌物潴留。潴留于男性尿道内的前列腺液、精液和尿液均有利于尿道微生物的生长繁殖和迁徙，也可以成为尿道内微生物扩散的媒介。所以，建议男性在性生活后，或者在接受前列腺按摩检查后，要尽快排一次尿液，可以将潴留在尿道内的分泌物冲洗出去，有利于身体健康。

（3）手淫或性活动。频繁的手淫或性活动可以造成尿道及前列腺的过度充血和水肿，有利于病原体感染尿道并经尿道扩散进入前列腺。频繁的手淫或性活动还可造成前列腺液及精液的分泌和潴留于尿道内，并因其对尿道的挤压作用而有助于病原体在尿道内的逆行扩散。

（4）辛辣饮食。酗酒和大量食用辣椒等辛辣食品能够对尿道和前列腺形成刺激作用，并引起其他组织充血和血管扩张。尿道黏膜和前列腺的充血、水肿将削弱局部组织对病原体感染的抵抗力，有利于病原体的生长繁殖与扩散，尤其是在前列腺已经有炎症的情况下。此外，食用辛辣食物本身也可以产生尿道不适、前列腺区域肿胀或疼痛等感觉。

（5）机体免疫力降低。受凉、过度疲劳等可以导致机体的抵抗力降低，也是造成尿道内病原体逆行感染或身体其他部位的病原体进入血液循环并扩散感染前列腺的常见因素。

前列腺增生症

什么是前列腺增生症

前列腺增生过去又称前列腺肥大,是因前列腺增大而引起的各种症状。

前列腺增生是由于实质细胞数量增多而造成的组织、器官的体积增大,是各种原因引起的细胞有丝分裂活动增强的结果。人的前列腺亦不例外,自出生后到青春期前,前列腺的发育、生长缓慢;青春期后,生长速度加快,至 24 岁左右发育至顶峰,30～45 岁间其体积较恒定,以后一部分人趋向于萎缩,腺体体积变小,另一部分人则可趋向于增生,腺体体积逐渐增大,一旦压迫前列腺部尿道,可造成膀胱出口部梗阻而出现排尿困难的相关症状,即前列腺增生症。由于此种增生属良性病变,故其全称为良性前列腺增生症。

前列腺增生发病特点是什么

前列腺增生症是老年男性的常见疾病,发病特点一般在40 岁后开始发生增生的病理改变,50 岁以后开始出现相关症状。

前列腺增生可分哪些类型

按增生的部位,前列腺增生可分为以下 8 种不同的类型:

(1)侧叶增生,产生前列腺尿道段受压,变形,弯曲,该型占 4.41% 。

(2)后联合或中叶增生,突出至膀胱,使膀胱三解区底部抬起,此型占 13.96% 。

（3）侧叶、中叶增生,突向膀胱及尿道,此型占 17.12% 。

（4）颈下叶增生,突向膀胱,呈悬垂状,此型占 30.14% 。

（5）侧叶及颈下叶增生,占 21.62%

（6）侧叶、中叶及颈下叶增生。

（7）前联合增生即前叶型。

（8）三解区下叶增生。

前列腺增生最早可发生在前列腺哪一部位

前列腺增生发病最早的是中叶及颈下叶,50 岁左右即可发生,侧叶、双侧叶及颈下叶增生的平均年龄大约在 60 岁,双侧叶、中叶同时增生多发生在 70 岁以后。

患前列腺增生会出现哪些症状

（1）尿频尿急。早期症状最突出的是尿频尿急,以夜间最突出。发生尿频的原因系由于膀胱颈部充血,残余尿中轻度感染,刺激膀胱口部所致。尿急多由膀胱炎症引起。

（2）排尿困难。开始表现为排尿等待及排尿无力,继而尿流变细、中断,甚至出现尿潴留。

（3）尿失禁。常为晚期症状,最易发生在患者入睡时,由于盆底肌肉松弛而出现尿失禁。增大的腺体一方面造成排尿困难,但另一方干扰了膀胱口括约机制,也可以发生尿失禁。

（4）血尿。主要由膀胱炎症及合并结石时出现。常为镜下血尿,如果为腺体表面的血管扩张破裂时可引起肉眼血尿。出血量大,而发生尿道内血块堵塞致急性尿潴留。

（5）急性尿潴留。前列腺增生症中 60% 的病例可出现。

在受寒、剧烈运动、饮酒或食入刺激性强的食物后未能及时排尿,引起肥大的腺体及膀胱颈部充血、水肿而产生尿潴留。

前列腺炎和前列腺增生是否是一回事

前列腺炎是由微生物等引起的,前列腺增生与激素分泌有关。前列腺炎是成年男性的常见疾病,而前列腺增生属于老年男性的常见疾病,严格来说它们并不是一回事,但它们彼此之间又可以同时存在,而且还有一定的关系。原因是当增生的前列腺对膀胱出口部造成明显的梗阻后,膀胱逼尿肌不能将尿液完全排空而出现残余尿,此时的膀胱已经处于失代偿状态。残余尿是细菌感染繁殖的重要原因,加之膀胱黏膜的防御机制受到损害,故极容易诱发尿路感染,因此也容易造成前列腺的感染。

前列腺疾病患者的
诊疗与宜忌

　　流行病学和病理学研究发现，前列腺炎可以影响各个年龄段的男性，尤其是中老年男性，并与老年前列腺增生具有较大的重叠性，可以同时或先后出现。

前列腺疾病的易发人群及诱因

前列腺炎易发生在哪一年龄段人群中

传统观念认为，前列腺炎是青壮年男性的常见病，与性活动人群密切相关，一般高发年龄为 25~35 岁。然而，流行病学和病理学研究发现，前列腺炎可以影响各个年龄阶段的男性，尤其是中老年男性，并与老年前列腺增生具有较大的重叠性，可以同时或先后出现。前列腺炎的易感染人群中青春期的男性很少见，20~50 岁的男性是医生诊断前列腺炎频率最高的年龄段，70 岁以后又将出现前列腺炎发生率的增高，到 85 岁前的累计前列腺炎诊断率可达 26%。大多数调查研究表明，中老年男性患者患有前列腺炎的发病率通常很高，因此单纯依靠年龄因素来诊断前列腺炎是不恰当的。老年男性常发生良性前列腺增生，前列腺增生可能与前列腺炎有某种关系，使患者易于患尿路感染，并因此感染前列腺。有研究报道，前列腺增生患者手术后前列腺组织检查发现存在炎症反应的高达 84%~98%。因此，应该高度重视老年男性前列腺炎的发生情况。

引发前列腺炎的原因有哪些

虽然研究表明，细菌性前列腺炎在前列腺炎中仅占很小的比例，为 5%～10%，但一些学者坚持认为，绝大多数前列腺炎的发生都可能与细菌等病原体感染有关。即使是那些就诊时未能从其前列腺液中分离出病原体的前列腺痛患者，许多也曾经有过感染性前列腺炎以及抗菌药物治疗的病史。研究表明，前列腺炎患者的局部原核生物 DNA 的存在率可以高达 77%。因此，细菌的抗原可能在启动了前列腺的炎症后转变为自我维持状态，可以不具有任何明显的感染征兆。但是细菌感染所出现的炎症过程可以改变前列腺胞内的微环境，造成抗原体复合物沉积、启动自身免疫反应机制，并影响到周围组织器官的正常功能等。

了解这些病原体的来源，并积极地采取预防措施，可以有效地控制或减少前列腺内病原体的感染数量和感染程度。那么，这些病原体究竟是从哪里来的呢？追溯病原体具体来源，可能包括以下几个方面：

（1）尿道。前列腺内常发生尿液反流，因此尿液中的病原体可以进入前列腺内直接诱发感染，这是前列腺感染的主要途径。引起前列腺炎的病原体主要来自于患者的尿道及其生殖系统的其他器官。

（2）肠道。直肠内的大肠埃希菌等细菌可以直接侵入或经过淋巴、小静脉或血流进行扩散。

（3）前列腺周围组织。前列腺周围组织内的病原体可以直接扩散或通过淋巴管蔓延侵入前列腺内。

（4）全身各处的感染灶。机体其他部位病灶内的病原体进入血流后经血液循环扩散也可感染前列腺。寄居在人体上呼吸道、口腔黏膜等处的正常菌群或感染人体其他组织器官的某些病原性微生物进入血流形成菌血症、败血症或脓毒血症时,微生物都可能随着血流扩散到前列腺而引起感染。

（5）尿道检查时的器械。在进行尿道器械检查时,细菌也可以随之带入到前列腺部尿道,引起前列腺的感染。

（6）性伴侣。细菌性前列腺炎还可能是由于性关系引起的尿道逆行感染的结果。一些研究已经证明了细菌性前列腺炎患者分泌的前列腺液内的病原体与他们的性伴侣阴道分泌物培养的结果相同。

（7）肛交。没有任何保护措施的肛门直肠性交可以引起大肠埃希菌性尿道炎、尿路感染和急性附睾炎,也是前列腺受细菌感染的重要来源。

驾车族为什么易患前列腺炎

以前,出租车司机易患前列腺炎,都说这是他们的职业病。现在随着生活水平的提高,很多拥有私家车的男性也与前列腺炎结缘了。主要原因有:

（1）驾驶员开车时间长且坐姿固定,精神高度集中,难以进行放松活动。这一姿势除了引起颈、腰部肌肉酸痛外,对泌尿系统也会造成长时间的压迫,影响其血液循环。

（2）驾驶员出车在外受环境影响大,发生感冒着凉及胃肠道炎症的机会较多,会导致泌尿系统感染并反复发作。

（3）驾驶员饮水少,经常憋尿,对泌尿系统是一种直接的刺激,也容易引起前列腺炎。

（4）驾驶员通常喜食辛辣食物、吸烟多、好饮酒，加之工作随意性大，不能按时作息，也是诱发前列腺炎的原因之一。

新郎为什么易患前列腺炎

新婚本是人生喜事，可有些新郎却在新婚之际患上前列腺炎，增添了极大的烦恼。一些男子在蜜月期间可能会出现尿频、尿急、下腹部疼痛不适等急性前列腺炎或慢性前列腺炎症状。这种疾病又可称为"蜜月前列腺炎"，主要与新婚男子在这一时期的生活起居习惯有关，常见原因如下：

（1）新郎由于初尝性生活的甘美，往往具有较强烈的性兴奋，极易出现性生活频繁，纵欲过度，从而使前列腺反复、持续地充血，这正是诱发前列腺炎的一个重要原因。有研究表明，短时间内进行持续性交的男性发生急性前列腺炎的比例高达 89.7%。为了延长性生活时间或担心妻子在蜜月期间怀孕所进行的控制射精、体外排精、性交中断等，也均可引起前列腺充血、肿胀而诱发前列腺炎。

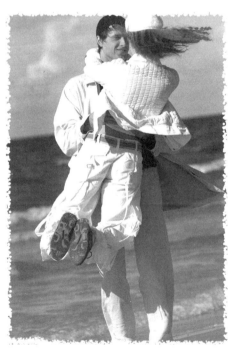

（2）新郎由于操办婚事、布置新房、摆设酒席而过度忙碌，旅行结婚的长时间坐车、游山玩水而过度疲劳，饥饱失调、不注意冷暖等情况，均可使全身或局部免疫力下降。不

注意性生活卫生也容易引起尿道炎症,并可逆行感染以致患上前列腺炎。当尿道内或全身其他部位的细菌直接或间接侵入前列腺时就可发病。

（3）新婚之喜少不了要以酒助兴,而乙醇（酒精）乃是前列腺的大敌。新郎在蜜月里大吃大喝,饮酒过量,过食辛辣刺激食物,或盲目服用大量壮阳药物等,都会使前列腺疲劳过度而容易发病。

儿童、青少年患前列腺炎的原因是什么

尽管多数前列腺疾病几乎都发生于成年男性,但是并不表明儿童、青少年就不会患有前列腺疾病,前列腺炎在青少年中也不少见,儿童中也偶有病例。一般来说,在青春期发育成熟之后,前列腺开始分泌前列腺液,通过手淫、性生活或遗精的形式将前列腺液定期排泄。此时前列腺患病的机会明显增加。因此,儿童、青少年时期的前列腺也可以因为感染而发生炎症,只不过其发生率明显低于成年男性。青少年患有慢性前列腺炎的表现往往比较特殊,腰与下腹会阴部的疼痛不适与反射性疼痛症状比较少见,多以尿频为主,可以伴有终末尿痛、血尿及排尿困难。在青少年中,过度手淫的习惯可能是患慢性前列腺炎的原因之一。

儿童患前列腺炎有什么特点

与成年男性不同的是,儿童前列腺炎往往以急性形式为多,这主要是由于儿童更容易患身体其他部位的感染性疾

病，如急性淋巴结炎、急性皮肤黏膜软组织感染、急性扁桃体炎以及急性呼吸道、消化道、泌尿道感染等，感染这些部位的细菌经血液循环到达前列腺而引起前列腺的急性炎症。儿童急性前列腺炎的临床症状和治疗方法与成年人相似，但有一定的隐蔽性，许多儿童患者是因为遗尿，检查尿液时才偶然发现的。因此应该更加关注患儿全身疾病对该病的影响，以免误诊。

前列腺炎是否与手淫有关系

　　手淫现象不仅在未婚男性中普遍存在，即使在已婚男性中，由于夫妻短期分居、出差、离异、丧偶等原因，通过手淫来宣泄性欲的人也不在少数。很多男性在享受手淫带给他们生理快感的同时，又担心手淫对健康会造成一定的伤害。例如很多慢性前列腺炎的患者便采取严格节制手淫的办法，但随之而来的频频遗精，给他们本来已经十分痛苦的生活又增添了新的烦恼，并且对其疾病的康复也没有起到促进作用。那么，手淫究竟能否导致慢性前列腺炎的发生呢？

　　前列腺的血液循环特点是动脉血液供应比较丰富，而静脉血液回流相对阻力较大，如果存在一些促进前列腺长期反复充血的因素，就将加重静脉血液回流的障碍，使局部血液淤滞、免疫能力下降。而且，随着细菌在局部停留时间的延长，感染的机会将相应增加。虽然人们一直认为过于频繁的手淫是造成前列腺过度充血的原因之一，少部分患者也确实由于长期手淫，使前列腺的正常分泌、排泄功能受到严重影响，可能成为诱发前列腺炎的主要原因。但是，需要指出的是,即使是长期频繁手淫者,也未必最终导致慢性前列腺炎。

这是因为,手淫是否过频的界定以及个体抗病能力的强弱均存在明显的个体差异。所以,绝大多数成年男性只要能把握适当的手淫频率,是不必担心手淫会诱发前列腺炎的。况且,适度的手淫还可以帮助消除前列腺液,并缓解前列腺的血液凝滞,对保护和恢复前列腺功能具有积极意义。

性生活过度为什么易诱发前列腺炎

性生活是夫妻生活的重要组成部分,和谐的性生活是男女正常的生理需求,然而过度的性生活则会对身心产生许多不良影响,也容易引起前列腺炎。

这是因为,过度的性生活可造成前列腺的主动或被动充血、前列腺组织的功能性反复收缩,进而造成前列腺液大量排出,使前列腺液中微量元素锌的含量减少。锌一般被认为是前列腺液中的主要抗菌成分,锌含量的减少,可使前列腺局部防御能力下降,易导致慢性前列腺炎的发生。

不良心理因素与前列腺炎有什么关系

慢性前列腺炎可以使患者烦躁不安、痛苦异常。研究发现,许多慢性前列腺炎患者临床症状的波动都与精神心理异常有关,例如过度疲乏、焦虑、悲伤、恐惧等。健康男性出现的一些不适症状也可能与不良心理因素有关。不良心理因素可以使男性盆腔内发生不自主的收缩,因而造成了对膀胱与尿道的影响,出现尿频、尿急、尿痛、下腹会阴部疼痛不适等症状；还可以刺激机体的自主神经系统，造成前列腺分泌量的改变。因此，这些男性可能出现前列腺炎的相关症状，但进行全面检查时往往又没有明显的异常。在适当调整或改变不良心理因素后，这些症状可以迅速消失或明显减轻，成为一过性异常，没有太大的不良后果。但长久的不良情绪可以使患者的临床不适症状持续存在，也是诱发前列腺炎的重要因素。因而有学者将其称为"紧张性前列腺炎"。因此，紧张、焦虑等不良的心理因素也可以引起前列腺炎及相关症状。尽管对这种因素还很难定量分析比较，但消除不良心理因素对预防前列腺炎的发生和有效治疗是非常有益的。对于这类患者的治疗，关键在于注意休息和保证充足的睡眠、调节心理状态、消除紧张情绪，适当服用一些调节自主神经功能的药物以及其他对症状有辅助作用的疗法，可以帮助患者尽早消除或缓解症状。

"病前性格"与前列腺炎有什么关系

"病前性格"亦称性格异常，这类人的典型表现是没有自信心、多疑、不愿意与人交往、处世自卑胆怯、容易受到外界环境的影响和暗示、不能客观评价自己和环境。这种紧张、焦虑等不良情绪对其身心健康十分不利，有时可以成为某些疾病的诱发因素或敏感人群，例如前列腺炎就是如此发生的。而且，这一弱势人群在社会上的比例还很高。这种性格的形成多受家庭环境、家庭背景影响，例如出身卑微、家境不良，进而产生明显的自卑情绪。此外，某些男性幼年曾经遭受到的某些不良刺激，也会给成年后的生活留下不良的心理隐患。在高学历的男性中，出现各种各样的性格异常的比例也很高。专家研究认为，导致这些人性格异常的原因，可能与某些方面的功能与需求曾经被过度压抑有关。

性生活异常与慢性前列腺炎有什么关系

前列腺因各种不同原因引起的充血，特别是被动充血，是慢性前列腺炎的重要致病因素。以下异常因素都可导致前列腺充血：

（1）有些已婚男性，因女方患病或怀孕，以及其他原因不能进行性生活，而男方性欲亢进，经常的性冲动使前列腺分泌液不断增加，聚集在前列腺及精囊内，引起前列腺过度扩张和充血。

（2）有些男性为防止女方怀孕，在射精前中断性交，使之不射精，如此反复则引起前列腺慢性充血。

（3）有些未婚男性过度性冲动，经常手淫和其他不正常的性刺激也会引起前列腺充血。

（4）有些男性因怕损伤身体，过分抑制性生活，也会产生长时间自动兴奋造成前列腺被动充血。

性心理因素和慢性前列腺炎有什么关系

性心理是指在性生理的基础上，与性征、性欲、性行为有关的心理状态与心理过程，也包括了与异性交往和婚恋等心理状态。性心理因素与慢性前列腺炎的发生有密切关系。原因是慢性前列腺炎多发生于青壮年期，这个时期是性的高度活跃期。从解剖生理学看，前列腺是男性生殖系统的附属性腺，又是内分泌的重要器官，内分泌的活动直接影响着前列腺的功能。由于青壮年期的雄激素分泌水平较高，前列腺分泌功能旺盛，在正常的性心理和有规律的性生活时，前列腺的分泌和释放保持相对平衡。反之，当性心理和性生活出现异常时，则会出现前列腺经常反复充血或连续不断地充血。

慢性前列腺炎与性功能的关系

患者在性功能方面为什么应摆脱思想压力

慢性前列腺炎是否会影响性功能的问题不能一概而论。从理论上来说，由于炎症的刺激，前列腺局部充血、肿胀等，会干扰性活动，事实上不少患者也正是如此。但是，也确有许多多年的慢性前列腺炎患者性功能丝毫未受影响。因此，患者也不应在精神、心理上有任何压力。

慢性前列腺炎是否会影响性功能

慢性前列腺炎患者由于平时有尿急、尿频、尿道灼痛、睾丸和阴囊坠痛、小腹及会阴部不适等症状，会影响患者的性兴奋。前列腺充血时可引起局部疼痛，最剧烈的疼痛常与性欲高潮同时发生或者射精后立即发生。前列腺痉挛性、疼痛性收缩并导致直肠、睾丸和阴茎头部的疼痛，还容易发生早泄。慢性前列腺炎患者一般不会出现阳痿。阴茎的勃起有赖于正常的解剖结构、神经传导和反射以及动脉的正常灌注，海绵体血窦的开放和充血、静脉回流的相对减少以及内分泌的调节作用。显然，慢性前列腺炎不会引起生殖器官解剖结构、神经、血管和内分泌的病变，也不会导致阳痿。

哪些因素会导致性功能减退

如果慢性前列腺炎患者病情得不到控制，加之性医学知识匮乏，对男人形象的自我否定，就容易忧心忡忡，产生焦虑的情绪；还有些人由于对射精痛"想"而生畏，或害怕炎症精液危害女方，或接受必须禁欲的错误指导，就会使得性生活次数减少，性欲下降。久而久之，就可能发生继发性阳痿。

为什么说慢性前列腺炎患者不可终止性生活

慢性前列腺炎患者长期终止性生活是不科学的。据统计，中老年人保持适度的性生活不但有益于健康，而且可以延年益寿。一般的规律是，性生活持续时间越长，老人的寿命也越长。因此，慢性前列腺炎患者对疾病应采取积极求治的态度，尽管该病缺乏特效疗法，但只要采取综合措施，持之以恒，大多能够得到缓解或治愈。患前列腺炎需要禁欲的观点是不对的，因为前列腺液长期淤积，不利于炎症消退，而应每周有一次排精，不仅可达到"流水不腐"的目的，也有益于消除性紧张，减少前列腺充血。

前列腺增生多发生于哪个年龄段男性中

前列腺增生与前列腺炎不同，罹患年龄段多在50岁以上男性中老年人群中，而且年龄越大患病的人数越多。据统计，50岁以上的男性约超过半数罹患良性前列腺增生。80岁以

前列腺疾病的治疗与调养

上患者可达80%。

年轻人是否也患前列腺增生

前列腺增生本来是一种退行性病变,一般成年男性50岁以后才开始出现症状。这是因为性激素水平下降,神经内分泌失调及饮食因素诱发其病的原因,由机械因素引起的尿路梗阻性疾病。可是近些年发现,有些青壮年男性也患前列腺增生症,而且临床症状与老年前列腺增生症大致相同。

哪些原因可导致年轻人患前列腺增生

(1)过度性生活和手淫,使性器官充血,前列腺组织因持久郁血而增大。

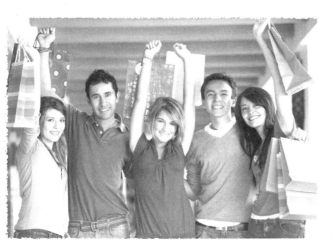

(2)前列腺慢性炎症等泌尿感染未彻底治愈,使前列腺组织充血而增生。

(3)经常酗酒或长期饮酒,嗜食辛辣等刺激性食物,刺激前列腺增生。

(4)缺乏体育锻炼,动脉易于硬化,前列腺局部的血液循环不良也会导致本病。

为什么年轻人患前列腺增生更应引起重视

　　青壮年前列腺增生症的临床表现与老年前列腺增生症大致相同,所有前列腺增生患者的病例均有尿频、排尿费力、尿线变细和尿滴沥等症状。值得警惕的是,与老年男性不同的是青壮年前列腺增生的夜尿次数增多常常没有老年人那么明显,大多数只有 1～2 次。但是青壮年人由于出现排尿困难等一系列症状,对精神心理影响往往更大,因为他们常常把该病与性无能和未老先衰等负面认识联系在一起,从而造成无比沉重的压力。此外,青壮年前列腺增生症患者易出现头昏、烦躁、焦虑、记忆力及性功能减退等精神神经症状,从而严重影响生活和工作,容易出现精神心理障碍,易对自己产生"早衰"印象和"自卑"心理。因此,年轻人的前列腺增生症更应引起重视。专家提醒青壮年男性如有不适症状时要及时到医院进行正规检查,不要胡乱用药。

前列腺疾病的治疗与调养

前列腺疾病的自我判断与医学诊断

怎样自我判断是否患上了慢性前列腺炎

客观准确地判断病情,对确定疾病的严重程度和变化情况、客观评价不同的治疗方法具有重要的意义。慢性前列腺炎的临床症状十分复杂,这些症状大多是依靠患者对主观感受的表述来判断的。但是患者在表述这种主观感受时,往往因受到社会背景、风俗习惯、医疗条件、患者的知识面及心理因素等多方面的影响,导致病症难以得到科学准确的判断。

为了将慢性前列腺炎的临床症状进行客观准确的评价,专家列出以下症状,供疑虑者自我判断:

(1)疼痛。后尿道是否有烧灼感、蚁行感,会阴部、肛门部疼痛是否放射至腰骶部、腹股沟、耻骨上区、阴茎、睾丸等,偶尔向腹部放射。

(2)泌尿系症状。因炎症会累及尿道,患者是否感到有轻度尿频、尿急、尿痛现象,个别患者还可能出现终末血尿,清晨排尿之前或大便时尿道口可有黏液或脓性分泌物排出。

(3)性功能障碍。是否有性欲减退、勃起困难等现象。

(4)神经衰弱症状。心情是否忧郁、全身乏力、夜晚失眠等情况。

（5）继发症状。是否出现结膜炎、虹膜炎、关节炎、神经炎等疾病。

如果自己有上面某些症状，那么就需要尽早去医院检查，只有通过专业医生全面检查分析病情后，才能最终确诊是否患上了前列腺炎。

诊断前列腺炎中要注意哪些问题

前列腺炎的诊断较为特殊，尽管疾病的早期诊断可以通过临床症状初步推断，但很难通过客观检查发现阳性结果而获得确凿的诊断和分类的依据。

目前为止，还没有诊断前列腺炎的"最佳标准"，可用于临床诊断的各种检查项目对诊断病情意义也很有限，仅有少数医生采用不多的客观数据来诊断前列腺炎。患者一定要清醒地认识到目前在前列腺炎诊断上的尴尬现实，不要固执地为确诊疾病，去进行费用昂贵的检查。

对于出现排尿异常、下腹和会阴部疼痛不适的患者，要明确前列腺相关疾病的基本情况，排除前列腺炎以外的其他疾病，例如腰椎间盘突出症、间质性膀胱炎、附睾炎以及可能存在的局部恶性肿瘤等。尽管前列腺炎是一种常见病，但发现感染因素或推断其病因比较困难。诊断过程通常应该包括详细地询问患者以往的患病史和临床症状、详细的体格检查、尿液与前列腺液的分析以及依据现代检查手段进行的选择性检查。

医学诊断慢性前列腺炎主要靠哪些检查

在前列腺炎诊断过程中，医生通过详细询问患者以往的患病史和临床症状，并进行临床症状的客观评估，就可以初步给出诊断意见，再结合体格检查、尿液与前列腺液的分析就可以确诊。但是由于单靠患者的临床症状并不一定能获得准确的诊断，因此，慢性前列腺炎的诊断还必须包括必要的物理诊断与实验室检查。主要检查如下：

（1）前列腺直肠指诊。前列腺位于直肠的上方，它与直肠仅隔一层直肠壁，医生将戴指套的手指伸入患者的肛门内，隔着直肠壁触摸前列腺，可以了解前列腺的情况。这就是直肠指诊，是对前列腺炎以及前列腺其他疾病进行临床诊断的重要手段之一，可以获得准确诊断和指导临床用药的不可缺少的重要信息。但不少临床医生往往忽视它的诊断价值，而仅仅将其作为获取前列腺液的手段。

（2）前列腺液常规检查。慢性前列腺炎患者前列腺液的细胞学检查是实验室诊断的常用方法，主要通过检查卵磷脂小体、红细胞、白细胞或脓细胞的数量来诊断前列腺是否发生炎症及其程度，协助对前列腺炎的临床诊断。通常以前列腺液内的卵磷脂小体多于"＋＋＋"/HP，无脓细胞、无或偶见红细胞，表示前列腺未发生微生物感染或不存在前列腺炎症。

（3）前列腺液病原体的定位培养与药物敏感性实验。这是直接影响临床治疗效果的重要原因之一，也是临床医生选择抗菌药物的重要依据。但是，目前临床上常规应用的细菌培养方法多数不十分准确，也往往不进行细菌定位培养，特别容易受到来自于尿道等处污染菌的影响，在分析结果时要考虑到这一因素。

进行前列腺直肠指诊的必要性

直肠指诊的优点是什么

诊断前列腺炎的方法虽然多种多样，例如尿液、精液和血液化验检查以及 B 超等，但医生最常采用、也是首先采用的检查方法是直肠指诊。这是因为，在诸多检查方法中，直肠指诊前列腺是最简单易行且安全可靠的检查方法。患者不必特殊准备，也没有太大的痛苦与不适。

直肠指诊可检查出哪些结果

通过直肠指诊，可以明确前列腺的大小、质地、温度、中央沟有无变浅或消失、表面是否光滑有无结节、有无波动感、有无触痛及其程度、表面充血等情况，从而可以初步判断前列腺疾病的性质和程度，为鉴别诊断并进行其他检查提供客观依据。因此，有人形象地描述男科医生的"眼睛"是长在示指上的"一指禅"（指直肠指诊）。可以通过简单的手指，"看"到前列腺的诸多方面。

"一指禅"所获得的结果在很多方面有时比许多先进的仪器设备还要全面和准确。因此建议患者在诊治前列腺炎时，首先选用这种简单方便的检查项目，而不必盲目要求费用昂贵的大型器械检查。

前列腺直肠指诊是怎样操作的

直肠指诊是对前列腺炎以及前列腺其他疾病进行临床诊断不可缺少的重要检查手段之一。事实上，45岁以上或怀疑患有前列腺疾病的男性，应该每年进行一次直肠指诊检查。前列腺直肠指诊的具体操作方法是：

令患者以膝胸卧式于检查台上或弯腰站立，医生戴上一次性塑料手套或消毒乳胶手套或指套，示指涂抹无毒害、无刺激的润滑剂后，先轻柔地对肛门进行按摩，然后将手指轻缓地伸入肛门，在距离肛门缘5～7厘米处，隔着直肠壁即可用示指的末节指腹触摸到前列腺。在进行前列腺炎直肠指诊检查时能发现前列腺的大小、质地或硬度、温度、中央沟有无变浅或消失、表面是否光滑、有无结节、有无波动感、有无触痛及其程度、表面充血等情况。

正常成年男性的前列腺触诊如板栗大小，边界清楚，质地柔韧而有弹性，表面光滑，中央沟存在，无触痛，无明显充血感，两侧的肌肉韧带无触痛、无张力增加。如果前列腺有明显触痛，表示可能有炎症存在。一般在患急性前列腺炎时，前列腺除了明显触痛外，还会变大变软，形成脓肿时还具有波动感；慢性前列腺炎的腺体稍硬，无触痛或触痛轻微，大小正常或者稍大或稍小。如果前列腺触诊有结节、明显变硬或表面高低不平，除了可能有慢性炎症外，还可能有结石、增生尤其是肿瘤，应该进行深入检查，以避免误诊和漏诊。此外，还应检查前列腺两侧的上外方，同时了解精囊的情况。

进行前列腺液检查有什么必要

慢性前列腺炎患者前列腺液的细胞学检查是实验室诊断的常用方法,主要通过检查卵磷脂小体、红细胞、白细胞或脓细胞的数量来诊断前列腺是否发生炎症及其程度。

前列腺液的 pH 值可反映什么情况

前列腺液的 pH 值:正常前列腺液的 pH 值一般为 6.4 ~ 6.7,并可能随着年龄的增长而增高。在患慢性细菌性前列腺炎时,前列腺液的 pH 值明显变为碱性,其碱性程度约比正常高 10 倍,并随着治疗的好转而逐渐康复。pH 值 >6.7 对慢性前列腺炎有辅助诊断意义。pH 值 >6.7 时,将不利于抗菌药物从血浆进入前列腺内,从而使治疗效果受到影响。因此有学者认为进行前列腺液的 pH 值常规测定是非常重要的,可以指导临床选择有效的抗生素,并可以作为判定疗效和预后的指标之一。

前列腺液卵磷脂小体可反映什么情况

正常的前列腺液中几乎布满了卵磷脂小体。卵磷脂小体呈圆球状,与脂滴相似,发亮,折光性强,分布均匀。其大小不等,可略小于红细胞,也可小于红细胞的 1/4,主要作为精子的营养物质。前列腺液内的卵磷脂小体减少可反应出前列腺的分泌功能异常,有学者研究称卵磷脂小体少于 50% 就会对患者性功能产生明显的影响。前列腺有炎症时卵磷脂小体减少,且有成堆分布的倾向,这是由于有炎症时巨噬细胞吞噬大量脂类所致。在前列腺炎治愈后,前列腺液内的卵磷脂小体往往可以恢复。所以，卵磷脂小体的多少可以作为疗效判定的标准之一。

前列腺液内的白细胞数量可反映什么情况

前列腺液内白细胞数量增多的诊断标准仍有争论，而且一次前列腺液检查也很不可靠。一般认为，前列腺液检查 ≥ 10 个白细胞 /HP 为增多，可以诊断为前列腺炎。多数医生认为，单纯靠检查前列腺炎可能会造成几乎半数的慢性非细菌性前列腺炎患者的漏诊。因此，检查前列腺液的同时进行按摩前列腺后的尿液检查以及相隔数天后的精液检查是有必要的。

医院是怎样提取前列腺液的

诊断前列腺炎时，医生往往需要检查前列腺液，而有些患者根据自己的理解，取了尿液或精液送去检查。实际上，获取前列腺液是需要医生帮助的，而且最好是选择有经验的医生来进行，因为许多因素可以影响前列腺液采样的获取。前列腺液是在医生进行直肠指诊前列腺的基础上通过对前列腺的按摩挤压而获取的。

按压前列腺的方法是在前列腺的两侧叶自外上方向内下方按压 2～3 次，再在中央沟由上向肛门方向按压 2～3 次，即可以在尿道口处获得乳白色的前列腺液，用玻璃片或无菌试管接取送检。由于前列腺的病变不同，前列腺液的分泌量也明显有个体差异，具体的同一个患者前列腺液的分泌量也有波动。因此对于获得前列腺液比较困难的患者，可以通过按摩前列腺后，配合由后向前挤压会阴部，提高获取前列腺液采样的成功率。

提取前列腺液时应注意哪些问题

在获取前列腺液时，应严格注意以下事项：

（1）对患急性前列腺炎的患者严禁进行前列腺按摩。

（2）按摩前列腺时应用力均匀，避免因用力过大对前列腺造成伤害，使检查结果出现偏差。

（3）按摩获取前列腺液后应该注意观察前列腺液的外观情况，红色的前列腺液可能是血性前列腺液或局部小血管破溃，而凝固的前列腺液则可能是精液而非前列腺液。

（4）按摩前列腺的同时，患者要将自身感觉的情况告诉医生，并对比按摩前列腺前后的变化情况，来体会前列腺的病情变化。

哪些因素会影响到前列腺液检查的结果

在诊断前列腺炎时，前列腺液的检查具有非常重要的作用。但检查结果可受到很多因素的影响，容易造成误诊，如许多尿道疾病（尿道炎、尿道狭窄、湿疣等）。也可有白细胞增高现象，这种假象也可发生在前列腺的非感染状态，如非感染性前列腺结石患者的前列腺液内的白细胞数量也明显升高。前列腺实质的每个腺管都是一个盲端，当前列腺受到感染时，一个

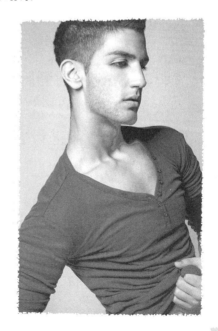

腺管的感染不一定引起邻近的腺管感染。因此，由于按摩前列腺的部位不同，获得的前列腺液化验结果也各有不同。

前列腺液标本的收集也不是轻而易举的，往往就是1～2滴或几滴，按摩出来的前列腺液在经过尿道时残留在尿道内的也不少，还可以受到尿道内残存的尿液以及其他分泌物的影响。因此，这样少的前列腺液标本很难反映整个前列腺的真实情况。

导致前列腺液中白细胞水平出现误差可能有哪些情况

可以使前列腺液内检测白细胞水平出现误差的情况常见于下列几种：

（1）在排精后数小时内、酗酒后、食用大量刺激性食物后、天气寒冷使局部受凉、长时间骑车或久坐后进行的前列腺液检查，白细胞水平增高。

（2）医生按摩前列腺时用力过大也可使前列腺液内白细胞水平增高。

（3）不同的实验室和检验员的检测结果也可有较大的差异。所以，在判断前列腺炎的诊断和治疗效果时，不能够仅依据一次前列腺液的检测结果。应该多检测几次以便获得更准确的结果，一般进行2～3次检测，其结果基本上一致才较可靠。

检查时发现白细胞超标是否属正常情况

一些成年男性，尤其是那些已经康复了的前列腺炎患者，可能偶尔在体检中发现自己的前列腺液内白细胞超标，这给他们带来了沉重的精神负担。因此，他们常常询问医生：

前列腺液内的白细胞增高正常吗？

尽管前列腺液内白细胞的数量是慢性前列腺炎诊断和分型的主要手段之一，也是疗效判定的重要指标之一。但近年来的诸多研究结果发现，前列腺液内白细胞的数量与患者是否存在细菌感染无相关性，与有无症状及其严重程度无关，对选择治疗方法的参考价值及治疗反应的预测意义也不大。因此，从前列腺液内白细胞数量的增高来诊断前列腺炎的作用和意义有待重新评定。

近年来，国内外学者都发现，在20%～30%的健康成年男性的前列腺液内存在超过正常标准的白细胞，可以诊断为无症状的前列腺炎，即美国国立卫生研究院最新分类的Ⅳ型前列腺炎。对于这部分人，前列腺内的炎症到底有多大意义还不清楚。多数学者认为对人体没有明显伤害，原则上是不需要任何治疗的，只有在他们因此而不能生育和中老年男性在筛查前列腺癌中发现前列腺特异抗原增高时才需要给予关注。如果仅仅发现前列腺液内有超标的白细胞却没有任何前列腺炎的相关症状，就可以完全不必在意前列腺内的炎症问题。

做细菌定位检测有什么必要

由于前列腺炎可区分为急性细菌性前列腺炎、慢性细菌性前列腺炎、非细菌性前列腺炎和前列腺痛等，所以细菌定位检测具有重要的意义。通过细菌定位检测，可帮助前列腺炎的分型，可明确感染的病原体以及其药物的敏感性，指导临床治疗，还可评估治疗效果并作为治愈的标准之一。对于可能存在的性病后前列腺炎,有针对性地培养特异性病原体,可明确疾病的性质,采取有效的治疗手段。因获取的前列腺液常常受到来自尿道分泌物污染的影响,使得检测结果并不令人满意,难以准确地指导临床治疗,因此需要进行准确的定位分析。

目前,诊断细菌性前列腺炎,往往是在进行下尿路感染定位检查的同时,进行前列腺液培养,在诊断时必须同时比较获得的首段尿、中段膀胱尿和前列腺液内的细菌数量才能得出比较准确的诊断。主要依靠四杯法来进行细菌的定位培养,以区别前列腺炎的各个临床类型。四杯检查法在临床上已应用多年,被认为是明确前列腺炎诊断和判断治疗效果的最佳标准。

医院是怎样做细菌定位检测的

四杯检查法需要依次采集患者的分段尿液和前列腺液,分别进行培养,具有诊断和区分感染来源的重要意义。其具体方法如下:

(1)分别采集尿液。为了保证有充足的尿液用于检验,在获取尿液前患者要多饮水;包皮过长的患者应将包皮翻起,用肥皂水清洗并擦干龟头。医生将消毒的玻璃试管直接放在尿道外口处收集尿液,先收集开始排出的 5~10 毫升尿液(VB_1),继续排去尿液,中途用玻璃试管再收集排尿 200 毫升后的中段尿液 5~10 毫升(VB_2)。VB_1 可以反映尿道的感染情况,VB_2 可以反映上尿路(膀胱、输尿管和肾脏)的感染情况。

（2）采集前列腺液。经医生直肠指诊按摩前列腺，再收集按摩后由尿道口流出的前列腺液（EPS）。EPS 可以反映前列腺的感染情况。

（3）采集按摩后尿液。医生再采集前列腺按摩后最初排出的尿液 5～10ml（VB3）。VB3 用于反映前列腺的感染情况。

病原体培养受到影响为什么容易导致漏诊或误诊

在 37℃下，绝大多数的病原微生物培养 18～24 小时后能够形成肉眼看不见的生长现象，但是由于某些因素也可以使某些细菌在培养时间内，形成看不见生长的现象，从而造成漏诊或误诊。因此，医生和患者了解影响病原体的培养结果的因素，对减少诊断结果的偏差大有好处。

诊断前列腺炎为什么要做尿液检查

尿液检查对急性细菌性前列腺炎的临床诊断具有重要的参考价值。由于急性细菌性前列腺炎患者的前列腺感染及损伤较为严重，可有大量的病原菌随着过度分泌的前列腺液排出至尿道，且通常伴随急性膀胱炎一起发生。因此，对于急性细菌性前列腺炎患者通常不宜进行前列腺按摩，根据膀胱尿培养的结果就可以初步确定急性前列腺炎的致病菌种。

诊断前列腺炎为什么要检查精液

有些患者的前列腺液难以获取，许多医生常以按摩前列腺后的首段尿液来替代前列腺液，但其结果往往不太可靠。因此，对于那些不能获得前列腺液标本、对所采集的按摩前列腺后首段尿液标本不满意者，以及病程较长或已经接受过多种抗菌药物治疗者可以采用精液病原体分析来替代。此外，对于绝大多数的慢性前列腺炎患者可能同时存在病原体扩散或混合感染的情况，导致其生殖系统的多个器官内存在不同种类或性质的病原体，因此也应该检查精液内的病原体。

检查精液还有哪些重要意义

前列腺液是精液的重要组成成分。精液是研究泌尿生殖系统疾病时较易获得的体液。前列腺的病理、生理变化可以影响精液的某些成分，从而可以通过分析精液中某些成分的变化来诊断和鉴别前列腺疾病，对前列腺液的检查可以起到重要的补充作用。此外，对精液质量的全面分析还可以作为慢性前列腺炎患者对生育功能影响程度的判断指标，对于慢性前列腺炎同时合并男性不育症的诊断具有重要的意义。因为精液中含有各种细胞成分，前列腺是除附睾以外白细胞特别是粒细胞的重要来源，68% 的白细胞精虫症的男性不育患者在前列腺液中均有前列腺炎的表现，约 58% 的慢性非细菌性前列腺炎患者精液中的白细胞超过 $10^6/$毫升，这说明前列腺炎与白细胞精虫症密切相关。

前列腺炎诊断的辅助检查有哪些

在一般情况下，简单的问诊与实验室检查就可以达到诊断前列腺炎的要求。但对于极少数患者，可能需要如下的辅助检查来明确诊断、明确病情或达到鉴别诊断的目的：

（1）超声检查。超声作为常用的辅助检查手段，通常能够间接地提供前列腺组织结构的情况，并且简单、经济。超声诊断以 B 超检查在前列腺疾病诊断中最常用，常用的检查方法包括经腹壁、经直肠和经尿道探测。可作为前列腺炎的重要辅助诊断手段和鉴别诊断手段。

（2）放射学检查。放射学检查主要用于前列腺炎的鉴别诊断和疑难病例的辅助检查，主要包括 X 线检查、CT 检查和磁共振成像（MRI）检查。

（3）尿动力学检查。尿动力学检查能反映出患者的下尿路功能异常，有助于疾病的诊断和选择恰当的治疗方法。

（4）前列腺组织活检。许多疾病都可以通过组织活检来确定疾病性质，往往是非常准确的诊断标准。对于慢性前列腺炎的诊断，当然也可以通过前列腺的活组织病理检查来诊断前列腺炎症是否存在以及炎症的严重程度，还可以通过组织活检直接进行病原体分离培养与诊断。但多数情况下，前列腺炎的炎症病变为局灶性的，仅累及小部分腺体，且前列腺穿刺不容易准确定位到病变部位，可造成标本收集误差。

此外，组织标本很难定量培养，在采集标本过程中极易被污染，所以，通过前列腺组织活检诊断前列腺炎的意义不大。临床上一般采用超声引导下的经直肠组织活检。

（5）前列腺炎诊断的特殊检查项目。主要有尿道探查、尿道—膀胱镜检查、腹腔镜检查、盆底肌电图测定等。

前列腺炎症状容易和哪些疾病症状相混淆

由于前列腺炎不是单纯的一种疾病，而是具有各自独特形式的综合征，且发病机制还不明晰，检查方法也有限，诊断标准也不统一，因此容易与相关疾病混淆而导致误诊。因此，在诊断前列腺炎的过程中，除详细了解病史和临床症状、全面体检、必要的辅助检查外，排除前列腺的相关疾病也很重要。那么，前列腺炎应与哪些疾病进行鉴别呢？

前列腺痛和前列腺炎的症状有什么区别

前列腺痛患者常表现为持续的尿频、尿痛、排尿困难，会阴、下腹、腰骶等部位疼痛不适，久坐、久骑车后加重。直肠指诊检查时两侧肛提肌压痛明显，前列腺触诊正常而无压痛。前列腺液镜检正常，细菌培养无生长。

前列腺脓肿和前列腺炎的症状有什么区别

多数为急性细菌性前列腺炎的并发症，大多发生于50～60岁年龄段，半数的患者有急性尿潴留、尿频、排尿不适、直肠不适、尿道流脓，有的伴有附睾炎。直肠指诊检查时可摸到前列腺病侧增大，触之柔软，有波动感。偶尔前列腺脓肿可自然向尿道破溃，也可向直肠破溃，被误认为直肠周围脓肿。

前列腺结石和前列腺炎症状有什么区别

前列腺结石患者可能会出现腰骶部、会阴部疼痛不适及性功能紊乱，例如勃起功能障碍、早泄等症状。但是在直肠指诊检查时可摸到前列腺有结石摩擦感，骨盆 X 线平片在耻骨联合区一侧有阳性结石影,经直肠超声检查可在前列腺结石部位出现强光带,并且有明显的声影。

前列腺结核和前列腺炎的症状有什么区别

前列腺结核症状与慢性前列腺炎相似,但常有泌尿系结核或其他部位结核病灶的病史。直肠指诊检查时可摸到前列腺呈不规则结节状,附睾肿大变硬,输精管有串珠状硬结。前列腺液结核杆菌直接涂片或 PCR 检测有结核菌。

前列腺增生和前列腺炎症状有什么区别

前列腺炎与前列腺增生都是男性常见病,对于有排尿异常的患者,可能患有其中一种或同时患有两种疾病。理论上说,前列腺增生导致下尿路梗阻、尿道黏膜抵抗力降低、尿液反流、并发泌尿系统结石等都使其容易并发前列腺炎。确定诊断不仅可以根据患者的临床症状,还可以通过实验室和特殊仪器检查来完成。

前列腺癌和前列腺炎症状有什么区别

前列腺癌与前列腺炎患者都可能出现前列腺的增大、血清 PSA 的增高、前列腺触诊检查的异常改变(变硬、结节、表面不光滑)、超声检查出现异常的影像等,是需要仔细鉴别诊断的疾病。例如急性前列腺炎患者康复后,外周带的低回声区可持续存在很长时间,彩色多普勒超声检查、DRE 和 PSA 测定等有助于其与前列腺癌相鉴别。早期前列腺癌患者常无任何临床症状,不容易获得准确诊断,部分患者在常规体检时,B 超检查前列腺异常或化验血清 PSA 明显增高而偶然获得诊断。

前列腺癌晚期可出现尿频、尿痛、排尿困难等症，与前列腺炎很相似，容易误诊。但前列腺癌患者往往具有消瘦、乏力等明显的全身症状；直肠指诊检查前列腺有坚硬的肿块、表面高低不平；血清酸性磷酸酶增高；动态监测血清 PSA 水平持续增高，并不会因为应用抗生素而有所控制；前列腺液涂片可发现癌细胞；会阴部穿刺或经直肠穿刺活组织检查可发现癌细胞；超声检查可见腺体增大、边界回声不整齐或有缺损、内部光点不均匀、癌肿部位有较亮的光点或光团。

来源于泌尿生殖系统其他部位感染和前列腺炎症状有何区别

由于尿道内可能同时存在大量的细菌、炎症细胞、坏死的细胞碎片以及其他分泌物，急性前列腺炎特别容易与泌尿生殖系统其他部位来源的感染相互混淆，例如来源于尿道的急性淋病，来源于上尿路的急性肾盂肾炎、膀胱炎、输尿管结石等。此时，患者应考虑近期自己是否有不洁的性接触史，医生可以根据患者介绍初步判断患者是否感染了某些性传播疾病。患者到医院进行分段尿液的炎症定位分析，可以帮助判断炎症的来源部位。例如，首段尿液内的炎症最明显，表明炎症来自于前尿道；按摩前列腺后的尿液内炎症均十分明显而且严重程度接近，提示炎症来自于上尿路，包括膀胱、输尿管、肾盂和肾脏，临床表现多为发热、腰痛、尿培养阳性等，但多无排尿困难症状。必要时还可以进行其他的一些辅助检查，都可以帮助排除其他疾病。

输尿管结石和前列腺炎症状有什么区别

有些前列腺炎患者可表现为下腹部疼痛或肾绞痛，与输尿管结石的临床表现十分相似。通过简单的直肠指诊检查可以触及异常的前列腺，前列腺液常规化验检查可以明确前列腺炎的诊断，腹部平片能发现结石的特异性阴影。

尿道憩室合并结石和前列腺炎症状有什么区别

尿道憩室合并结石患者可出现会阴部不适。检查不全面，没有进行尿道检查是造成误诊的重要原因。一般在查体时可在尿道膜部触及一硬质肿块，尿道平片及尿道造影即可确诊，手术治疗可痊愈。

尿道狭窄和前列腺炎症状有什么区别

尿道狭窄患者可能出现排尿异常。造成误诊的原因是多方面的，如有些患者隐瞒既往的性病史，而医生在没有进行必要的辅助检查的情况下片面地认为患者的排尿异常可能是由于后尿道功能性狭窄造成的也是其中一个重要原因。对怀疑有尿道狭窄的患者，医生应该追问其淋菌性或非淋菌性尿道炎病史和治疗情况，经尿道造影可确诊，行尿道扩张术即可改善症状。随着性传播疾病的增多，尿道炎并发尿道狭窄的病例逐渐增多，应该引起警惕。

非特异性尿道炎和前列腺炎症状有什么区别

男性的非特异性尿道炎是以生殖道感染为特征的，可出现与前列腺炎相似的症状。研究发现，在持续出现非特异性症状的男性中，约有 26% 的患者其临床症状与慢性前列腺炎一致。感染性尿道炎的特征是黏膜或尿道排放脓性分泌物，比较容易鉴别诊断。然而，无症状的尿道炎患者的发生率可能在5%～10%，并因为患者多数没有得到有效治疗（或根本不治疗）而成为严重的问题。简单的尿道口分泌物涂片分析及首段尿液分析，可以明确诊断。当尿道感染与前列腺炎同时发生，或不确定是否存在前列腺炎时，来自于尿道和膀胱的感染物（VB_2）可以污染所有的局部标本，使得定位培养变得毫无意义。面对这种情况，有专家建议可首先使用非穿透性（难以进入前列腺内）的抗生素来杀灭尿液内的细菌，然后再进行定位细菌培养，可以将尿道炎与前列腺炎区分开来。

非淋菌性尿道炎和前列腺炎症状有什么区别

非淋菌性尿道炎是由淋病奈瑟菌以外的病因引起的尿道的炎症性疾病，实验室检查是尿道分泌物涂片革兰染色体或首段尿沉渣中多形核白细胞数量增加，主要病原体包括支原体、衣原体、细菌、真菌、滴虫、病毒等，多数学者认为病原体是解脲支原体和衣原体，占非淋菌性尿道炎病原体的70%～80%。由于非淋菌性尿道炎也具有尿频尿急、排尿疼痛等排尿异常症状以及尿道肿痛、尿道口有分泌物，与慢性前列腺炎相类似，鉴别往往十分困难。但值得注意的是，慢性前列腺炎与非淋菌性尿道炎的治疗原则是不同的，它们的转归和预后也是不同的，而且它们对患者的精神、心理影响也明显不同。非淋菌性尿道炎是按照性病分类的，在人们的印象中往往与不洁性生活史有关，是人们十分敏感而恐惧的"性病"，具有传染性，耗费金钱且难以治愈。所以，明确区别两者有重要意义。

间质性膀胱炎和前列腺炎症状有什么区别

许多经过标准方法治疗无效的慢性非细菌性前列腺炎的前列腺痛患者，可能同时合并间质性膀胱炎等其他伴发疾病。间质性膀胱炎的病因还不清楚，可能与自身免疫反应异常有关。患者有排尿异常和下腹疼痛不适等症状的持续性反复发作，如尿频、尿急、排尿困难、排尿疼痛且排尿后加重、脓尿、终末血尿或全程血尿、下腹会阴部疼痛等症状，与慢性前列腺炎的临床症状十分相似。

间质性膀胱炎可以与慢性前列腺炎同时存在，相互影响，互为因果。诱发间质性膀胱炎的病原体可以通过尿液反流进入前列腺，或通过淋巴系统直接蔓延到前列腺，引起前列腺的病原体感染；慢性前列腺炎造成排尿异常和前列腺部尿道内压力增高，可以使前列腺内的病原体反流进入膀胱内，并且也可以造成膀胱颈部的纤维性硬化、膀胱逼尿肌功能失常以及进一步形成残留尿，有利于细菌的生长繁殖，因而更加容易造成局部的感染和炎症难以治愈。

标准的"四杯法"进行炎症的定位检查可以明确炎症的来源部位。在膀胱尿道镜检查下，可见膀胱内有出血性淤斑，膀胱容量减小，可以明确炎症的程度、是否合并尿道梗阻，并可以同时明确后尿道、精阜、前列腺和膀胱颈的情况，有助于诊断的确定和鉴别诊断。膀胱造影显示膀胱挛缩，膀胱活检显示黏膜和逼尿肌内的肥大细胞增加，可以诊断为间质性膀胱炎。肥大细胞数目超过每立方毫米 20 个时，间质性膀胱炎的确诊率为 88%。对怀疑间质性膀胱炎患者的诊断应该注意寻找诱发因素，例如是否同时存在前列腺增生、慢性前列腺炎、尿道狭窄、泌尿系统结石、膀胱异物以及泌尿系统的器械检查或治疗史。

浅表性膀胱肿瘤和慢性前列腺炎症状有什么区别

过大的浅表性膀胱肿瘤可以使膀胱容量减少、侵犯三角区或继发感染等而引起尿频、尿急和尿痛，有时与慢性前列腺炎的临床症状难以区分。但膀胱肿瘤患者可以有无痛性肉眼血尿，尿液检查瘤细胞呈阳性，膀胱造影可见膀胱内有占位性病变，膀胱镜检有乳头状或绒毛状新生物，组织活检可明确诊断。

阴茎纤维性海绵体炎和前列腺炎症状有什么区别

阴茎纤维性海绵体炎患者可有龟头和尿道疼痛，容易引起误诊。对阴茎勃起时出现龟头疼痛和阴茎弯曲的患者，应该考虑到本病的存在。体检可触及阴茎海绵体的斑块，挤压疼痛，勃起时更明显，B超检查和海绵体造影可进一步证实。通过药物、病灶局部封闭注射或手术治疗等可以获得良好疗效。

慢性附睾炎和前列腺炎症状有什么区别

慢性附睾炎一般是急性附睾炎不可逆的终末期，慢性附睾炎也可以有下腹部及会阴的疼痛不适等症状。有些患者主观地认为这些症状一定是慢性前列腺炎所致，因而不进行必要的检查和诊断鉴别，往往忽视了慢性附睾炎。

精囊囊肿和前列腺炎症状有什么区别

精囊囊肿是精囊的良性病变，患者的临床表现主要有血精、血尿、排尿困难，还可出现下腹、肛周胀痛不适等，经常会被误诊为前列腺炎或精囊炎。误诊的原因大多是由于患者忽视或拒绝接受肛诊所致。精囊囊肿患者在进行直肠指诊检查时可发现前列腺部存在无压痛的肿胀，但可触及精囊，经 B 超或 CT 检查可明确诊断。

精索静脉曲张和前列腺炎症状有什么区别

精索静脉曲张可以导致阴囊坠胀和疼痛不适。精索静脉曲张的严重程度与临床症状有时不成比例，不重视对轻中度精索静脉曲张的诊断是造成误诊的主要原因。精索静脉曲张造成的坠胀不适往往是在患侧，进行性加重，晨起没有症状或症状最轻，简单的触诊就可以确诊，必要时进行多普勒超声辅助诊断。精索内静脉高位结扎术可以消除患者的症状。

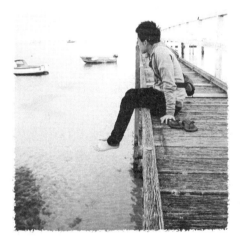

耻骨骨炎和前列腺炎症状有什么区别

耻骨骨炎在临床上常表现为慢性前列腺炎的症状，但肛诊及前列腺液检查正常。主要特征是耻骨联合处有明显压痛，拍摄骨盆 X 线片耻骨联合间隙增宽 >10mm，双侧耻骨上支水平相差 >2mm，耻骨联合边缘不规则，出现侵蚀和反应性骨硬化。

前列腺疾病的治疗与调养

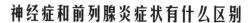

神经症和前列腺炎症状有什么区别

因健康知识匮乏，有些神经症患者（尤其是未婚青年）过分强调自己性生活不洁史。认为是不洁性交使自己感染了慢性前列腺炎，并以此觉得前列腺炎是"性病"，因而造成不必要的内心压抑和心理紧张，并到处求医，采用很多种治疗前列腺炎的方法，但无明显疗效。这是由于医生仅根据患者的叙述而不进行必要的检查和随诊观察就草率地诊断患者患有慢性前列腺炎，使用升级换代的抗生素，使患者的精神负担更加严重，造成误诊误治。这种情况在基层医院的发生率较高。

诊断前列腺增生的依据有哪些

对前列腺增生的诊断要通过以下几点为依据：

（1）年龄。是否为50岁以上老年男性。

（2）尿频。有无排尿困难或尿潴留史。

（3）尿流率检查。最大尿流率是否降低，排尿时间是否明显延长。

（4）直肠指诊。前列腺是否不同程度增大，中央沟是否消失。

（5）B超检查。探明前列腺增大程度，膀胱内有无结石、肿瘤。

（6）膀胱镜检查。直视下见前列腺是否增大，向尿道腔突出，使腔变窄或阻塞，前列腺部尿道拉长。

有关前列腺疾病的疑问解答

慢性前列腺炎是否会影响生育能力

慢性前列腺炎是否影响生育能力的问题不能一概而论。从理论上看，前列腺是人体的附属性腺，其分泌物——前列腺液是精液的一部分，炎性病变必然影响精液的组成成分，并干扰精子的活动和功能，从而影响男性的生育能力。事实上，在慢性前列腺炎患者的精液中，确实发现了理化性质的改变。由于细菌和细菌毒素的影响，可消耗精液的营养成分，改变精液的pH值，干扰某些酶的活性，使精液的黏稠度增加，影响了精子的运动，刺激机体产生抗精子抗体等，都可能影响生育能力。但临床上也确实发现不少患慢性前列腺炎多年，前列腺液内脓细胞在显微镜下多如牛毛的男子，其生育能力并没有受到影响。

部分慢性前列腺炎患者不育常和哪些因素有关

部分严重的慢性前列腺炎引起男性不育，常与下列因素有关：

（1）前列腺发炎时，前列腺液的分泌量减少，导致精液量也减少，不利于精子的生存和活动。此外，由于前列腺液的活性下降，凝固因子增高，使精液排出体外后呈胶冻状，从而延缓了精液的液化时间，也妨碍了精子的正常活动。以上因素均可影响男性生育。在不育症的病因中，慢性前列腺炎是很重要的因素。

（2）患上前列腺炎后，精液的酸碱度常会下降，使精液偏酸。当精液酸碱度降低至精子最低要求的 pH 值 6 ~ 6.5 时，精子便会夭折，从而影响生育能力。

（3）患慢性前列腺炎时，前列腺液中常有大量的细菌、细菌毒和炎性分泌物。这些有害物质能够消除精液中的营养成分和氧气，从而影响精子的存活，造成男性不育。

慢性前列腺炎是否会引起前列腺癌

一般认为，发生前列腺癌的先决条件是年龄增加和雄激素刺激，还包括其他如遗传因素、接触化学物质、种族和饮食习惯等，但很难证明慢性前列腺炎与前列腺癌的发生有必然的联系。

根据临床上慢性前列腺炎具有青壮年发病率高，不影响睾丸分泌雄激素及激素代谢的特点，我们可以推知，慢性前列腺炎不会导致前列腺癌。至少可以肯定地说，慢性前列腺炎早期一定不会直接引起前列腺癌。至于年轻时患过前列腺炎，年老后前列腺癌的发病率比正常人高的说法目前尚无确凿证据，有待进一步研究。

慢性前列腺炎是否与遗传有关

临床上，经常会发现许多家庭中可能同时有多个成年男性患有前列腺炎。有鉴于此，有些慢性前列腺炎患者产生了前列腺炎是否有遗传性的疑问。要想弄清这个问题，必须对慢性前列腺炎的发病机制进行全面深入地研究。

有人曾对 100 名慢性前列腺炎患者进行问卷调查，结果发现，18% 的患者其外祖父患有前列腺炎，而仅有 9% 的患者其祖父患有前列腺炎；14% 的患者其舅父患有前列腺炎，而其叔父均没有前列腺炎。因此研究者提出，前列腺炎可能与性染色体中的 X 染色体有关，认为 X 染色体上可能存在前列腺炎的易感基因。

人类的特性是由遗传物质决定的，基因是传递遗传信息的基本单位。多数慢性疾病可能都有遗传因素参与，但遗传学改变往往不会由单一的、能力强大的基因改变（突变）所致，而更可能是由一种或多种基因的改变微弱地起着作用，潜移默化地影响到包括前列腺炎在内的感染性和自身免疫病的易感性，直接影响疾病的发生和发展过程。结合生活中的有害因素，这些基因改变可以潜在地损害人体的一种或多种微生物功能，最终导致疾病的发生。

前列腺的其他疾病（前列腺增生症、前列腺癌等）的发生明显存在遗传因素，意味着慢性前列腺炎的发生可能也与遗传易感性有关，并确实存在一些慢性前列腺炎患者与健康男性遗传差异的证据。

慢性前列腺炎"家族聚集现象"多和哪些因素有关

近年来，对前列腺炎发病机制的讨论非常热烈，但多集中于感染、免疫损伤、神经肌肉结构和功能异常等方面，对慢性前列腺炎的遗传学因素探讨还很少见。那么，产生这种慢性前列腺炎"家族集聚"现象的最常见的可能因素有哪些呢？

一般认为，慢性前列腺炎与遗传有关证据不足，但据推测这种具有家庭倾向性的不良生活习惯是出现慢性前列腺炎家族集聚现象的重要原因之一。例如他们往往具有相似的着装习惯（喜欢冬季穿单衣等）、饮食习惯（酗酒、嗜食辛辣食物等）、久坐（不分昼夜打麻将等）、职业习惯（赛车、骑马等）或家族性的纵欲习惯。由于在接受治疗的过程中，很多患者的不良生活习惯难以纠正，因而导致慢性前列腺炎久治难

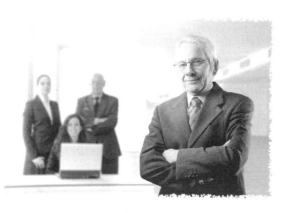

愈，并容易反反复复，这也是家族性的慢性前列腺炎存在的客观依据。

综上所述，慢性前列腺炎的遗传性问题还没有得到公认，一般是不谈遗传问题的，造成家族性慢性前列腺炎集聚的更可能原因，应该是具有家庭倾向性的不良生活习惯或其他问题。

慢性前列腺炎是否影响生育能力的问题不能一概而论。从理论上看，前列腺是人体的附属性腺，其分泌物——前列腺液是精液的一部分，炎性病变必然影响精液的组成成分，

并干扰精子的活动和功能,从而影响男性的生育能力。

事实上,在慢性前列腺炎患者的精液中,确实发现了病理化性质的改变。由于细菌和细菌毒素的影响,可消耗精液的营养成分,改变精液的 pH 值,干扰某些酶的活性,使精液的黏稠度增加,影响了精子的运动,刺激机体产生抗精子抗体等,这些都可能影响生育能力。但临床上也确实发现不少患慢性前列腺炎多年,前列腺液内脓细胞在显微镜下多如牛毛的男子,其生育能力并没有受到影响。

患慢性前列腺炎能否同时发生前列腺增生

这是一个患者非常关心的问题。不少患者都存在一个误解,以为慢性前列腺炎久治不愈就会导致前列腺增生。其实,这种认识是错误的。因为从现代研究来看,慢性前列腺炎和前列腺增生症是两种性质完全不同的疾病,病因、病理都不相同,两者并不存在必然的联系。前列腺增生症是老年男性的多发病,其发病机制颇有争议,病因至今仍未完全明确。

患慢性前列腺炎为什么不会得前列腺增生

一般认为,前列腺增生必须具备两个条件,即睾丸存在及年龄增长。睾丸存在说明有正常的雄激素的分泌。研究表明,雄激素和雌激素的协同作用在前列腺增生过程中起着重要作用,而慢性前列腺炎对睾丸的分泌功能及激素的代谢过程并无明显影响。因此,可以明确地说,患慢性前列腺炎的患者不会引起前列腺增生症。

有些慢性前列腺炎患者真的是易得"增生"吗

有些老年男性患有慢性前列腺炎的同时也患有前列腺增生症,这并非它们之间有因果关系,应分别治疗。另有一部分青壮年慢性前列腺炎患者的前列腺也比正常的略大,且腺体表面不光滑或有囊性感,这是因为炎细胞浸润腺体或腺体组织纤维化所致。而前列腺增生症的前列腺增大是由腺细胞和平滑肌增生引起的。至今,仍无任何研究表明慢性前列腺炎患者比正常人更容易患前列腺增生症。

导致慢性前列腺炎相互传染的原因是什么

慢性前列腺炎不属于传染病,多数患者也不太在意这方面的问题。但在部分患者中确实存在严重的精神顾虑,久而久之可能会影响夫妻感情沟通、正常的夫妻生活,不利于疾病的康复。一般人认为,绝大多数患者可以不必考虑慢性前列腺炎的传染性问题。但是某些致病性比较强的病原体感染,以及某些特异性病原体,如淋球菌、梅毒、滴虫、真菌、支原体、衣原体、病毒等引起的前列腺炎,在发病早期可以通过性生活将感染的病原体传染给妻子,从而导致妻子生殖系统被感染。

被传染的慢性前列腺炎能否治愈

诊断这些病原体的感染往往是很困难的。将这些前列腺炎患者的前列腺液及其妻子的阴道和宫颈分泌物进行培养,常可获得相同的病原微生物，这进一步证明了慢性前列腺炎是通过性生活传染的。而临床观察发现，由于女方的感染性因素造成男性前列腺感染的情况也屡见不鲜。这些特异性病原体引起的前列腺炎，由于病因明确，一般经过有针对性的短期治疗，病原体多可被杀灭，尽管还存在炎症病变，但基本上已没有传染性，即使此时进行性生活也不会引起感染。

怎样防止慢性前列腺炎相互感染

为了自身以及配偶的健康，在对特异性感染的病原体进行彻底治疗的早期阶段，应该避免性生活。若确诊女方已经被感染或女方本身就是感染源时，应该夫妻同时进行治疗。由于许多特异性病原体感染往往具有不洁性生活史或淫乱史，所以，对于那些生活态度比较严肃，没有不洁性生活史或淫乱史的慢性前列腺炎患者，进行性生活一般是安全的、没有传染性的，不必有所顾虑。因此，对于慢性前列腺炎患者来说，无论炎症是否为细菌性都没必要严格节制，注意性生活卫生就足够了。为了避免病原体传染给妻子，最好在性生活时使用安全套，这样做还可以防止妻子体内的某些机会性病原体对自己的感染。

什么是前列腺病的"三级预防"

一级预防就是在没有患前列腺疾病的人群中，进行前列腺疾病知识的普及，引起男性对自身身体健康的关注，特别是注意保护自己的前列腺，并消除大家对前列腺疾病的错误认识。二级预防就是,让患者在得知自己有了前列腺疾病后,早治疗并彻底治疗,不留后遗症、并发症。三级预防就是在疾病已经发生器质性病变的情况下,如何维护其功能。40岁以上的男性最好每年定期做1到2次体检,这样可以有效预防前列腺疾病的发生。

预防前列腺疾病要养成哪些好习惯

(1)不喝酒。即使是在节假日期间或必须应酬的场合也不喝酒,或只喝少量的低度酒。

(2)不吃辣椒等刺激性食物。请参考我们制订的食谱,安排好一日三餐,做到平衡膳食。

(3)多喝水。每天最少喝7杯水(约2000毫升)每天早晨起床后即喝1杯水(70毫升)。如喝"一线瀑"茶,对于排尿不畅的中老人群更适宜。

(4)不久坐。坐1小时左右就站起来活动活动。

(5)适量运动。做到"五三七"。

五:每周至少运动5次;

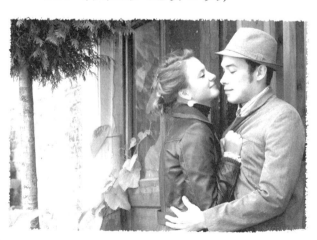

三:每次运动得30分钟以上;

七:每次运动后,实际心跳次数加上年龄要达到每分钟170次。

(6)注意个人清洁卫生,每天晚

上都洗一次下身。

（7）勿过劳，免着凉。调整好工作、生活节律，劳逸结合，避免过分疲劳。要根据气温的变化适时地增减衣服，避免着凉。

（8）保持大便通畅：每天定时排便，日常饮食中要多吃蔬菜。适量吃水果和适量活动，遇有便秘时要及时治疗。

（9）保持心情舒畅，做到乐观豁达，及时排解自己的不良情绪。

（10）过有规律的、负责任的性生活，不宜过频，但也不可没有，一般以过完性生活第二天没有疲劳感为宜。按年龄段参考频次如下：30岁以下，每周2~3次；31~50岁，每周1~2次；51~60岁，每月2~3次；60岁以上，每月1次或每3个月2次。

经常保持阴囊清洁为什么对预防前列腺病非常重要

男性的阴囊伸缩性大，分泌汗液较多，加之阴部通风差，容易藏污纳垢，局部细菌常会乘虚而入。这样就会导致前列腺炎、前列腺肥大、性功能下降。若不及时注意还会发生危险。因此，坚持清洗会阴部是预防前列腺炎的一个重要环节。

怎样通过增强自身免疫力来预防前列腺炎

过度疲劳、酗酒、患有其他疾病、服用免疫抑制剂、外科手术以及手淫过度或性生活过频等因素容易导致机体的免疫力降低，可以形成有利于前列腺内寄居菌群大量生长繁殖与扩散的条件，从而引起急性前列腺炎或慢性前列腺炎的症状。因此,生活规律、起居有常、饮食有度、坚持锻炼,能够改善血液循环,有利于局部炎症的吸收,增强机体的内在抵抗力和免疫功能,对于预防前列腺炎的发生具有重要的意义。腹部、大腿、臀部和会阴肌肉的运动还可以使前列腺得到按摩与功能调整,促进前列腺组织的血液循环和淋巴循环。此外,日常生活中要保持大便通畅,还要多饮水、多排尿,通过尿液经常冲洗尿道,帮助前列腺分泌物的排出,也有利于预防重复感染。

平时注意哪些生活细节可预防前列腺疾病

如果平时多吃豆类、水果、蔬菜和全麦食品,非常有益于前列腺健康。经常进行体育锻炼,能加强免疫功能、促进消化、防止肥胖,并改善血液循环,这些对预防和改善前列腺疾病都有好处。平时尽可能少骑自行车,因为自行车座会压迫尿道上段的前列腺部位,加重病情。此外,要切忌长时间憋尿,以免逼尿肌功能受损害而加重病情。防止尿潴留主要是控制饮水,下午尤其晚上七时以后,要尽量少喝或者不喝水,特别是不能喝含有咖啡因的饮料,以免夜间膀胱过度充盈。定期检查血液中的前列腺抗原水平,能够掌握前列腺的健康状况,为预防和治疗做准备。

前列腺炎的治疗方法

治疗前列腺疾病为什么不可急于求成

前列腺的特点是血液在外周循环,腺管是一盲端,有菌尿反流进去形成炎症后,炎性分泌物只能从原路出来,所以一旦发炎,康复慢,再加上它极易被感染,而且它感染模式是:感染→痊愈→再感染不断重复。因此,反映到治疗上就是疗效不快,病情反复迁延,于是一些患者就怀疑是不是这种疗法疗效不好,或治疗不对症等等。因此往往治几天就不治了,再换一个地方治。

其实这是最误事的。因为这样一来,前列腺腺体内的内环境就会彻底乱了,正常菌群也被破坏了,甚至机体内应激能力也改变了,这样不利于治疗。一般来说,前列腺疾病通常要几十天才能治愈,或是得见临床效果,有时甚至需要 100 天左右。

前列腺炎患者如何配合医生进行治疗

前列腺炎患者如能正确对待疾病,并全程积极配合医生治疗,会对病情康复大有帮助。全程治疗主要包括治疗前、治疗中及治疗痊愈后的康复调节。

前列腺炎患者治疗要有哪些准备

当患者初次就诊时,不必急于接受治疗,而应仔细分析以往使用过的药物以及治疗效果,并将具体情况清楚地告诉医生,使医生避免选用那些已经证明无效的药物和治疗方法。此时,还需要与医生进行深入的病情探讨,告诉医生自己的睡眠情况以及情绪问题。这有助于医生判断是否应该加入低剂量的抗抑郁药及其他对症治疗措施,这样患者就可以有效地降低中枢性疼痛感觉,并改善睡眠的状况。

治疗过程中患者要做到哪些

患者应该定期复诊,使医生根据治疗反应对治疗方案进行必要的调整。患者如果不能按时复诊,也应该主动采取其他方式与医生保持一定的联系。

治疗痊愈后患者要怎么做

治疗痊愈后,患者可以直接向医生询问必要的相关知识,尤其是慢性前列腺炎的预后及预防知识,这是避免前列腺炎患者疾病复发的重要措施。很多患者久治不愈,往往是缺乏必要的康复知识,或是走入康复知识的误区而造成的后果。

急性前列腺炎患者怎样治疗

急性细菌性前列腺炎患者常常会有明显的会阴部疼痛、

前列腺疾病的治疗与调养

排尿困难、发热等较为严重的局部或全身症状。对于多数身体健康的患者可以在门诊接受治疗，但是对于感染症状严重、免疫抑制、出现尿潴留以及有其他潜在疾病的患者则需要住院治疗。急性细菌性前列腺炎患者应卧床休息、保持大便通畅、适当补充液体，必要时可以服用退热药、止痛药。对于急性尿潴留患者，还应该进行耻骨上穿刺针抽吸和导尿等对症治疗。对急性尿潴留伴有前列腺增生的患者，宜采取膀胱穿刺造瘘引流尿液，而不宜进行经尿道留置尿管，因为后者能引起患者的严重不适，并加重前列腺的感染。

患者在治疗期间应当增加饮水量并加强食物的营养，除酒类、辣椒等可造成尿道炎或前列腺炎局部症状加重的辛辣食品以及某些可影响抗菌药物吸收或活性的食品之外，通常不必选择或拒绝其他食物。

治疗急性前列腺炎时应注意哪些问题

对于急性前列腺炎患者，除了应该给予有效的抗生素等药物治疗外，生活中的一些注意事项也十分重要，有时因为在疾病的恢复过程中的许多不良刺激可以加重前列腺炎的病情，并可能出现许多严重的并发症，还可能是转化为慢性前列腺炎的重要因素。具体来说，治疗急性前列腺炎时应注意以下问题：

（1）尽量卧床休息，忌饮酒，忌食辛辣刺激性食物，多饮水，促进排尿，保持大便通畅。

（2）禁止按摩前列腺，禁止使用尿道器械检查，以防止感染的扩散。

（3）避免性兴奋,禁止性生活。

（4）寻找并治疗可能存在的诱发急性前列腺炎的因素,例如身体其他部位的感染灶等。

（5）下腹部或会阴部可以适当地进行热敷或热水坐浴。

（6）会阴部避免受到潮湿、阴冷等刺激。

（7）疼痛剧烈时可以服用止痛药物缓解。

治疗慢性前列腺炎时应注意哪些问题

慢性前列腺炎的临床症状复杂多样,容易反复发作,迁延不愈,给患者的身心健康带来难以想象的痛苦。因此,患者需要了解在诊治中应注意哪些问题,以促进疾病的早日康复。具体来说,诊治慢性前列腺炎时应注意以下问题:

（1）明确诊断的科学性。很多患者被诊断为慢性前列腺炎多年,并且接受过大量的抗生素治疗,未能获得满意的疗效。但是通过仔细地追忆自己的发病及治疗经历,部分患者会发现自己还没有接受过对前列腺的直接检查,而确诊依据仅仅是通过自己的主观描述确定的,缺乏必要的检查证据,而实际上确诊前列腺炎的最重要依据则是对前列腺的直接触诊检查和前列腺液的化验分析。许多疾病可以出现与慢性前列腺炎类似的临床症状,况且有些慢性前列腺炎的临床症状十分复杂特殊。因此,草率地诊断患者患有慢性前列腺炎可能导致误诊和延误对其他疾病的治疗,而且即使患有慢性前列腺炎,也要区分不同的临床类型和是否存在病原体。

（2）坚持接受合理的治疗。患者一定要认识到慢性前列腺炎是一种比较复杂难治的疾病,尤其是一些久治不愈的顽固性慢性前列腺炎患者。因此,要坚持医生的综合治疗方案,在一定的疗程内持续进行治疗,时间一般为 1~3 个月,并且在治疗有效后还要继续巩固治疗一段时间。有些患者由于临床症状明显减轻或消失就拒绝接受治疗了。但实际上,患者的主观感受与客观检查经常会不一致,慢性前列腺炎的治愈标准还包括前列腺液常规检查正常以及前列腺液内不存在病原体。在接受一段时间的治疗后,虽然前列腺内的病原体已经被抑制,但并没有彻底消灭或消除,一旦时机成熟,它们就会死灰复燃,导致慢性前列腺炎的复发。

(3)养成良好的生活习惯。保持充足的休息与睡眠,适度参加体育锻炼,防止过度疲劳,性生活有规律,不酗酒,不嗜食刺激性食物,不久坐与长时间骑车,不久居寒冷潮湿的住所,预防流感等感染性疾病,这些措施都有助于慢性前列腺炎的康复,尤其是治疗同时伴发的精神症状效果更好。

(4)保持良好的心理状态。很多慢性前列腺炎患者由于疾病的久治不愈往往产生严重的心理负担,并出现不同程度的精神症状,甚至认为"生不如死"而具有自杀倾向,对疾病的治疗与康复极其不利。很多医生认为慢性前列腺炎属于一种身心疾病,有些患者的致病原因就是严重的精神心理异常。因此,消除焦虑情绪、减少精神心理负担,对疾病的康复是十分重要的。同时应该让患者尽可能地通过多种途径了解前列腺炎的相关知识,认清自己的病情和医生治疗方案的作用,以积极的心理状态配合医生的治疗。

治疗前列腺炎总体选药原则是什么

一些前列腺炎患者的致病原因可能与感染因素密切相关。在抗感染治疗中，药物的选择与使用是影响治疗效果最重要的因素之一。因此，如何选择与使用抗生素成了前列腺炎患者最为关心的问题。原则上讲，除了特殊情况可以直接进行经验性地使用抗菌药物治疗外，一般都必须在前列腺液病原学检查以及药物敏感试验结果的指导下，根据抗菌药物的体内代谢特点选择与使用。但是在临床实践中，由于前列腺液细菌培养和药物敏感性试验特别容易被尿道内的微生物所误导，前列腺内准确的细菌定位又十分繁杂，难以在实际工作中普遍开展，所以绝大多数患者仍然以经验性选择抗生素治疗为主，主要是选择广谱抗生素。此外，还需考虑到患者的体质情况、家庭经济状况以及对治疗的态度和配合程度。抗感染治疗的方法包括口服、肌肉注射、静脉注射的全身给药和经输精管、尿道、直肠或前列腺内直接注射的局部给药方法。患者可以根据病因和病情的不同选择适合自己的治疗药物和给药途径。

治疗急性前列腺炎怎样用药

对于急性细菌性前列腺炎患者应该采用大剂量抗生素，并且最好采用胃肠道外的静脉给药途径。在未明确致病菌种类之前，可以给予青霉素、链霉素、氨基糖苷类抗生素等；在明确致病菌种类之后，再根据药敏结果给予相应的抗生素。急性细菌性前列腺炎对于大剂量抗生素的治疗反应是迅速的，并且应该尽早应用口服抗生素，如果体温持续升高，要考虑到身体其他部位有感染或前列腺脓肿形成的可能，并应该给予相应的处理。急性期后抗生素治疗的持续时间问题存在争议，考虑到所有的急性细菌性前列腺炎患者均有可能转为慢性细菌性前列腺炎，通常情况应该连续应用4～6周，并且尽可能选择那些容易被前列腺吸收的药物，例如复方新诺明、氟哌酸以及环丙氟哌酸等，以避免发展成慢性前列腺炎或前列腺脓肿。对于细菌培养结果提示前列腺持续存在感染的患者，应按慢性细菌性前列腺炎处理。

治疗慢性前列腺炎的用药原则是什么

由于前列腺对不同药物渗透作用的明显差异、病原菌的变异和耐药性以及可能同时合并多种病原菌感染等问题，使多数抗菌药物治疗慢性前列腺炎效果并不能十分满意，通常需要较长的疗程才能够彻底清除前列腺内的病原菌。一般选择抗菌药物的原则是脂溶性高、容易通过前列腺包膜、血清蛋白结合少、弱碱性、价廉的药物。抗生素的治疗剂量依据因采用不同的药物、不同的国家和地区以及不同的医生会有显著的差异，但是为了达到前列腺内有效的药物浓度，一般推荐使用最大的药物剂量。

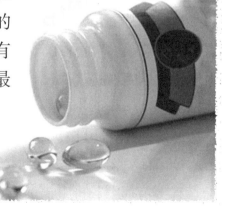

（1）磺胺类药物的优点。磺胺类药物（复方新诺明、磺胺增效

前列腺疾病的治疗与调养

剂）由于容易渗入前列腺内，使前列腺内的药物浓度较高，仍然是治疗慢性细菌性前列腺炎的最佳选择。复方新诺明，口服一般持续服药 4～6 周，治愈率可达 30%～40%，但最佳疗程尚未确定。由于磺胺类抗生素的毒副作用比较明显，抗菌谱也不如喹诺酮类药物广泛，一些医生不太主张选择该类药物，而更加偏爱喹诺酮类药物。新型喹诺酮类药物因具有脂溶性使前列腺内药物浓度高和抗菌谱广泛的特点而受到欢迎，是目前治疗慢性前列腺炎效果比较明显的一线药物，如环丙氟哌酸、氟哌酸、氟啶酸等。氟哌酸等喹诺酮类药物可以迅速抑制细菌的生长繁殖，杀菌作用更强，对大肠埃希菌、痢疾杆菌、变形杆菌、铜绿假单胞菌、葡萄球菌等有良好的抗菌作用。

（2）治疗慢性前列腺炎其他药物。其他治疗慢性细菌性前列腺炎的药物有红霉素类、四环素、多西环素（强力霉素）、米诺环素（美满霉素）、甲硝唑等。此外，头孢菌素类、大环内脂类、氨基糖甙类等抑制蛋白质合成的药物治疗，而抑制细胞壁合成的抗生素，如青霉素则无效。由于非细菌性前列腺炎患者可能存在沙眼衣原体、解脲支原体、人型支原体等细胞内病原体感染，因此应用口服新一代大环内脂类抗生素。前列腺组织内药物浓度明显高于血浆，有效率高于新一代喹诺酮类药物，口服后的药物能被机体吸收利用率（生物可利用度）达到 52%～60%，胃肠道刺激作用轻微，对慢性非细菌性前列腺炎具有潜在的治疗价值。经过大量有效的抗生素治疗后，细菌培养可以阴性，但往往会合并真菌感染，前列腺液标本真菌培养阳性，此时应给予全程有效的抗真菌治疗。对于真菌培养阴性的患者，有些医生也高度怀疑存在抗生素长期大量治疗后的真菌感染，因为其发生率很高，经验性地应用一个疗程的抗真菌治疗可能会有明显的好处，且不会对患者造成太大的影响。

（3）同时服各种治疗前列腺炎的药物是否疗效更好。许多前列腺炎患者病急乱投医，到多家医院接受诊治，不同的医院和医生往往有自己的偏爱，用药原则也可能完全不同。许多种类不同、治疗效果也难以考证的药物，使患者无从选择。有些患者选择同时服用这些药物，希望药物的疗效可以有相加作用，获得最大的效果，且不造成浪费。患者的这种心情可以理解，但专家建议最好不要采用这种用药方式。这是因为：

① 同时服用多种药物比较麻烦。由于慢性前列腺炎往往需要连续服用相当长一段时间的药物，每一种药物的用法和剂量不尽相同，要坚持在不同时间、选择不同的药物服用，将给患者带来很大的负担。往往会造成患者精神上的极大焦虑，还可能忘记服用某些药物导致治疗效果受到影响。而精神上的紧张和焦虑本身就是前列腺炎久治不愈的重要原因。

② 由于医学研究者对治疗前列腺炎的方法不能统一，选择治疗药物的作用环节可能不同。任何药物发挥作用都有自己不同的作用机制，有些药物的作用可能是完全相反的。有时同类药物由于产地和厂家的不同而具有多个名字，也是容易造成不合理联合用药的重要原因，并因此加重了某类药物的剂量和副作用。此外，同时选择许多种类的药物同服，药物彼此是否有影响，尤其是能否给健康带来不良影响，难以确定。

③ 同时服用多种药物，一旦治疗获得明显效果，往往难

以判定到底是何种药物起的作用,使得后续治疗选择困难。

④ 同时服用多种药物必然造成金钱的浪费,而花费不断增加却难以康复也是前列腺炎患者的严重"心病"。

慢性前列腺炎局部治疗有哪些好处

由于前列腺腺体较小,并有纤维组织包膜及血—前列腺屏障作用,使全身用药治疗往往难以达到局部有效的药物浓度,从而影响了治疗效果,故多采用局部用药的治疗方法。这不仅避免了全身用药产生的毒副作用,而且可以使前列腺实质及腺管内的抗生素浓度大大超过全身应用抗生素所获得的浓度,治疗效果明显高于全身用药。局部用药方法主要有以下几种:前列腺内直接注药;后尿道内药物灌注;输精管内药物注射;经直肠给药;肛管黏膜下注射。

前列腺内直接注药利弊在哪里

克服了血—前列腺屏障,而且受前列腺液 pH 值影响较小。药物在前列腺内及周围组织中的药物浓度可提高数十倍,局部滞留时间较长,并避免了代谢灭活作用,因而具有最大的活性。本法可选择任何种类的抗生素而无须考虑其药物动力学和药效学,极大提高了治疗药物的选择。前列腺内直接注药的途径包括经直肠、经会阴和经耻骨后,这 3 种途径各有利弊。

经直肠进针,很容易就能进到前列腺内,是直观、便捷、安全、痛苦小的方式,但直肠内细菌很多,尤其是大肠埃希菌,很容易将细菌带入前列腺内引起继发感染,甚至形成前列腺脓肿,导致病情加重;经会阴进针,注射时痛苦较剧烈,不易被患者接受,且由疏松皮下组织构成的会阴一旦出血,易形成血肿;经耻骨后进针的途径安全、方便、患者无明显不适,但对操作者的技术和熟练程度要求较高,成功率稍低。因此,治疗时要因人而异,并根据操作者的技术熟练程度和患者的意愿选择适当的方法。尽管注射后个别患者出现血精、血尿、排尿困难等,但多为一过性,很快会自行消失,无需特殊处理,大多数患者能接受这种疗法。据了解,注药后出现一过性血精、血尿的概率为 1% ~ 3%,主要取决于操作者的技术熟练程度。穿刺操作过程中应该尽可能避免穿破膀胱、直肠黏膜及不必要的反复穿刺,以减少并发症的发生。

尽管直接注入药物解决了药物不易透入前列腺的问题,但仍有不少影响疗效的因素未解决,如前列腺液内锌离子浓度较低、抗菌活性下降、细小结石、前列腺尿液反流、腺管弯曲狭窄影响前列腺液引流通畅、腺体深部的感染菌落等。用此方法也不能解决所有的问题,

对病情复杂、病变严重的病例,尚需配合其他方法进行综合治疗。

后尿道内药物灌注好处在哪里

采用这种方法需要使用一种称为"三腔双囊导管"的特殊导管。当注入药物时,靠一定的压力,促使药液反流进入前列腺导管内,继而进入前列腺腺体内。此法适用于病程较长、症状明显的顽固的细菌性前列腺炎或无菌性前列腺炎。此法简单易行,疗效显著,是治疗慢性细菌性前列腺炎局部给药的好方法。

前列腺疾病的治疗与调养

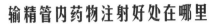

输精管内药物注射好处在哪里

经输精管给药法效果较好，具有给药直接、药物浓度高并促使精囊内感染的潴留物排出等优点，但操作较为繁琐，最适用于顽固性前列腺炎、慢性前列腺炎同时合并附睾炎、输精管炎或精囊炎的患者。临床上慢性前列腺炎常同时合并慢性精囊炎，部分慢性前列腺炎的症状其实是由慢性精囊炎所致，经输精管给药法治疗往往可以起到一举多得的效果。

经直肠途径给药的利弊在哪里

直肠下段的痔静脉丛与泌尿生殖静脉丛之间有交通支，可以将直肠回流的静脉血液单向输送到前列腺周围的泌尿生殖静脉丛。多数医学专家喜欢采用中药制剂进行灌肠治疗前列腺炎，也获得了比较满意的效果。也有将中药制剂制成栓剂进行直肠内给药的，例如野菊花栓、前列安栓等。

但传统观念认为，经直肠给药后，药物通过门静脉系统进入全身循环，所以难以在前列腺局部形成有效的治疗浓度。但近年来的研究表明，前列腺和直肠周围有非常丰富的静脉丛，这为经直肠吸收的药物在前列腺局部形成高浓度的聚集提供了必要的解剖学条件。相关专家在此解剖基础上进行了多次药物试验，证实了经直肠给药治疗慢性前列腺炎综合征的合理性和有效性。在患者实际治疗过程中，经直肠给药方式也获得了比较满意的效果。

如果患者同时患有便秘时，其治疗效果会更好，因为大便通畅有利于体内毒素的排泄、改善盆腔和前列腺周围的血液循环、促进前列腺局部炎症的消散和缓解患者局部疼痛症状。在治疗过程中,有部分患者感觉到肛门不适和腹泻,此时可以考虑停止使用,或继续坚持一段时间就可以使不适症状有所改善或消失。由于有关生产厂家已经将栓剂的基质由水溶性改为脂溶性,药品对直肠局部的不良影响大大减少,患者对直肠给药方式接受程度也大为提高

目前,在对慢性前列腺炎治疗的中药研究方面,有关直肠给药方式的研究进展较快,已经研发出多种疗效较好的中成药栓剂,如前列安栓等。由于前列腺特有的解剖结构,使许多药物难以穿透前列腺包膜,在前列腺内不容易形成有效的治疗浓度。

经肛管黏膜下注射好处在哪里

抗生素通过肛管途径达到前列腺的浓度比通过血液为高,可能是因为痔静脉丛与膀胱前静脉丛之间的连接为单向而没有逆流之故。对慢性前列腺炎患者用肛管黏膜下注射进行治疗,未发生肛门直肠并发症,疗效较好。

为什么实施以上方法一定要去正规医院

上述几种方法都需要有一定的设备条件和专业技术,因此必须到医院去由专科医生进行。

中医治疗慢性前列腺炎有哪些优势

西医对慢性前列腺炎的治疗主要方法有药物治疗和手术治疗等,与之相比,中医治疗本病具有如下优势。

首先是疗效好,无毒副作用。中医治疗本病不仅着眼于

病原微生物，而是从整体出发，辨证论治，以达到治愈的目的。经临床和实验室初步研究表明，中医治疗慢性前列腺炎除了对病原微生物有直接抑制或杀灭作用外，还能改善全身和局部免疫功能，调节前列腺液的酸碱度，缓解前列腺管梗阻，通畅引流，促进血液流通，恢复局部功能。从总体上看疗效好，且长期服药无明显毒副作用。

其次是方法多，可避免并发症、后遗症。中医治疗除强调整体辨证论治外，局部治疗方面也摸索出一些有效的方法，如中药煎剂保留灌肠、会阴部熏洗、中药栓剂塞肛、中药离子透入、直肠内药物直流电导入、中药制剂局部外敷、针灸等，对消除有害因素、通畅局部引流、改善临床症状等都能起到良好的作用，而且无痛苦、无并发症或后遗症。

中医是如何分型来治疗慢性前列腺炎的

慢性前列腺炎在中医学属于"白浊""精浊"等范畴。中医认为该病是由于"下焦湿热""气化失调"所引起。中医对慢性前列腺炎的治疗具有丰富经验，一般将慢性前列腺炎分为以下几种类型进行治疗。

（1）湿热壅滞型。常见于细菌感染比较严重者。表现为小便赤短或浑浊、尿频、尿急、尿痛、尿道灼热、小腹及会阴胀痛、便秘、常有尿道口滴白、口干苦而黏、舌红苔黄腻、脉滑数。治宜清热解毒，利湿祛浊。药方为"八正散"加减。

（2）气滞血瘀型。常见于病程较长和治疗困难者。表现为小腹、会阴、腰骶、耻骨、尿道等部位的疼痛，常为胀痛或刺痛，直肠指诊检查可摸到前列腺腺体较硬或有结节，时有尿道滴白,舌暗或有瘀斑、舌下静脉扩张,脉弦。治宜活血化瘀,行气止痛。药方用"前列腺炎汤"加减。

（3）湿浊下注型。表现为小便浑浊、尿道滴白、腰膝酸软、小腹坠胀、舌淡苔白而厚腻。宜健脾化湿,分清泄浊。药方为"萆薢分清饮"加减。

（4）肝肾阴虚型。表现为焦虑烦躁、会阴部隐痛、小便淋漓不尽、尿道滴白、腰膝酸软、失眠多梦、遗精、早泄、潮热盗汗、五心烦热、舌红苔少、脉细。治宜滋养肝肾。药方用"知柏地黄丸"加减。

（5）肾阳虚损型。表现为尿频、尿道滴白、腰膝冷痛、会阴部及阴囊湿冷、形寒肢冷、疲倦乏力、早泄、勃起功能障碍、性欲低下、舌淡胖或有齿印、脉沉细无力。治宜温补肾阳。药方用"济生肾气丸"加减。

中药煎剂灌肠对治疗慢性前列腺炎有什么优点

灌肠作为一种诊断和治疗的基本手段已被广泛地应用于临床,但用中药煎剂灌肠治疗慢性前列腺炎则是近几年的研究成果。由于前列腺所处的特殊部位和引起慢性前列腺炎的常见原因,目前尝试运用中药煎成水剂进行保留灌肠,在治疗慢性前列腺炎方面已经取得了良好的效果。根据初步的研究和分析,中药煎剂灌肠治疗慢性前列腺炎的作用可能有两个方面:一是前列腺位于盆腔内,与直肠紧邻,中药煎剂灌肠可使有效成分更快、更多地作用于前列腺而发挥治疗作用;二是中药煎剂灌肠通常将药液温度控制在 40℃左右,利用中药煎剂的温热效应直接作用于前列腺,可使前列腺局部的血液循环加速,白细胞的吞噬功能加强,前列腺局部的代谢产物和有毒物质易于排出，从而使局部的炎症得以消散和吸收。有些专家也认为，将活血化瘀药物保留灌肠与多功能超声治疗相结合，可以使前列腺的组织血管扩张、血流加速，有助于局部的药物吸收和炎症消退。

具体实施方法是：

在临床上，中医一般都是根据患者的具体情况，进行辨证施治。具体的方法是：将不同配方的中药水煎，纱布过滤去渣，并浓缩至 100 毫升左右保留灌肠，每天 1 次或 2 次，每次保留 30 分钟～2 小时，连续 10～20 天为 1 个疗程。

怎样用中药贴敷法来治疗慢性前列腺炎

中药贴敷于脐部可以刺激穴位及周围的神经，通过神经体液因素调节机体的神经系统、内分泌系统和免疫系统，起到防病治病的作用。常用的方法有以下几种：

（1）中药贴敷会阴。会阴部洗净，先行温水坐浴 20 分钟，然后以生姜、大黄末各 20 克外敷于中极、会阴两穴，用胶布固定。

（2）贴脐散敷脐。先将麝香 0.15 克填脐，再用白胡椒 7 粒研末盖在上面，白纸覆盖，胶布固定，7～10 天换药 1 次，10 天为 1 个疗程。

（3）局部泥疗法。将泥加温至 46～50℃，置于腰骶部及会阴部，每次 30 分钟，每日 1 次，15～20 次为 1 个疗程。

（4）中药膏外敷。用五倍子、小茴香、田七、贝母、冰片、雄黄、乳香各 10 克，全蝎 30 克，蜈蚣 5 克，大黄、天花粉各 50 克，野菊花 100 克。将上述药物研末，用白醋适量调和，先用大火熬沸约 15 分钟，后用小火熬 10 分钟至黏稠，挑起稍成粗丝即成。密闭 5 分钟，冷却后装好备用。用时先用温水清洗会阴，然后用自制布带涂适量膏药于中央，置于会阴部，每晚 1 次。

（5）前列腺膏贴敷。用金银花、蒲公英、川芎、乳香、没药、红花、独角莲、花生油或豆油、熟松香、冰片、麝香等适量。将上述药置油内浸泡 15 日，然后入油锅内加热熬炸，至焦时捞出药渣，继续熬至滴水成珠后，加入松香不断搅拌使其全融化，离火，再放入冰片和麝香面搅拌，放冷即得。取 20～30 克药膏，捏成薄片，敷于会阴穴、中极穴，外用敷料胶布固定，每日 1 次。

治疗前列腺炎有哪些物理疗法

物理疗法是慢性前列腺炎综合疗法之一，已广泛应用于临床。在选择具体的治疗方法时，主要根据患者的疾病严重程度、临床类型、患者的经济能力以及医院所具备的条件而决定。常用物理疗法有：

（1）局部热水熏蒸或熏洗。具体的方法和疗效与热水坐浴相近。有些医疗工作者将某些中药成分加入到熏洗液内，理论上讲可能具有比单纯坐浴更好的疗效。

（2）短波与超短波疗法。均属于高频电流，可以穿透皮肤与皮下组织而到达前列腺，起到热治疗作用。

（3）微波疗法。对组织的穿透能力更强，也是通过高频电流的热效应起到治疗作用。

（4）红外线或中波透热疗法。利用治疗的热效应来改善局部的血液循环。

（5）激光疗法。使用氦氖激光治疗慢性前列腺炎的一种物理方法。

（6）超声波疗法。通过对局部组织的机械振动作用而产生一定的热效应，能起到促进血液循环、消肿、止痛、缓解肌肉痉挛等作用。

（7）磁疗法。通过磁场的组织穿透作用，在局部产生磁效应，对前列腺内的病原体起到杀灭或抑制作用，改善局部血液循环和腺体的功能状态。

（8）射频疗法。射频是频率为 100～300MHz 的中频类电磁波，其波长较长，组织穿透力强，能均匀地穿透人体到达特定的治疗部位。

（9）直肠内、耻骨联合上或会阴药物直接电导入法将具有清热解毒的中草药、抗生素等药液缓慢注入直肠内、置于耻骨联合上或会阴，通过直流电的电极和电场的作用促进药物的局部吸收。

物理疗法对前列腺炎的治疗有哪些作用

所谓物理疗法，指的是利用声、光、电、温度、水等各种物理因素，对人体组织器官和致病因素发挥作用，从而调节身体各种功能，达到治愈的目的。在慢性前列腺炎的治疗方法中，物理疗法占有一席之地，而且越来越得到人们的重视和青睐。

目前，用于治疗慢性前列腺炎的物理疗法基本原理大致相同。主要是通过生物内热效应的作用，使前列腺内的血管扩张、血液循环加快，以促进腺体内的病原微生物（细菌等）

及其他有害物质排出，同时缓解腺体及周围组织的纤维化改变。由于各种方法的作用方式不同，前列腺受到的热效应也不同，疗效上存在一定的差异。如经直肠微波治疗和会阴处离子投入治疗，因为距离前列腺较近，热效应相对要大些，加之上述治疗还具有某种"生物电"效应，可以调动机体的免疫反应功能，增强对腺体内病原体的抑杀作用，所以疗效较好。尽管如此，物理疗法只是治疗慢性前列腺炎的众多方法之一。对细菌性前列腺炎，物理疗法不能彻底杀灭前列腺内的细菌，应同时配合应用抗菌药物等方法，才能达到最佳治疗效果。

什么是前列腺炎体外短波治疗技术

当前治疗前列腺的方法主要分为药物与手术两种，若选择药物治疗，除了要考虑长期用药的费用问题外，还要考虑到用某种药是否有不良反应、是否有后遗症、是否真的有疗效等。

而手术治疗中的微创技术是目前推广的一种方法，它不仅能降低治疗费用，而且还具有非介入、无痛苦、创伤小、安全性高、无并发症及后遗症等诸多特点；多数患者勿需输血、术后恢复较快。体外短波技术在治疗前列腺病中取得了三大突破：辐射热疗、畅通腺管、高效杀菌。此技术在治疗前先要对患者进行细菌培养及药敏试验，再根据具体病情、症状等进行针对性治疗：利用不同的辐射电极将同能量的短波通过直接接触方式作用于患处，使其接受均匀电流密度的电磁波渗透，从而产生热量，促进病灶部位变性、萎缩，脱落；通过强压迫使血管得以舒张,改善血液循环,达到解除病痛的目的。

什么是治疗前列腺炎的生物反馈技术

盆底紧张性肌痛可能是慢性前列腺炎患者产生临床症状的主要原因。减少盆底肌肉痉挛可以改善这些不良症状。生物反馈技术就是应用功能锻炼的方法来达到改善和协调局部肌肉和脏器功能状态的一种自然疗法。因此,生物反馈技术对前列腺炎具有辅助疗效,尤其适用于排尿异常、逼尿肌不稳定和局部疼痛明显的患者。生物反馈疗法的具体做法是:

(1)指导患者认识并纠正排尿过程中的盆底肌肉收缩,进行收缩舒张锻炼,使肌肉活动恢复到正常的范围。

(2)鼓励在家中进行肌肉功能持续锻炼,松弛盆底肌肉,缓解发作性疼痛。

(3)逐渐增加排尿间隔时间的排尿锻炼等,从而打破痉挛和疼痛的恶性循环状态,显著地改善慢性前列腺炎患者的疼痛和排尿异常。需要注意的是,在治疗过程中需要患者和指导者密切配合,并坚持治疗才会获得满意的疗效。

热水坐浴对前列腺炎的治疗有什么作用

热水坐浴可使前列腺炎患者的局部温度增高、肌肉松弛、血管扩张、血液循环加快,可促进局部严重渗出物的消散与吸收,并使患者感到温暖舒适,有助于缓解临床症状。因此,很多医生在诊治慢性前列腺炎时常常会让患者在进行常规治疗的前提下，进行适当的热水坐浴，甚至不进行任何特殊治疗而把热水坐浴作为治疗的唯一方法。热水坐浴无需特殊设备，简单方便，患者在家里就可以进行。

（1）热水坐浴的具体方法。在大盆里加入约半盆热水，患者排净大小便后，将臀部坐在盆里。一般水温要求在40～42℃，每次坐浴15～30分钟，中途可以加入热水以维持水的温度，每日坐浴1次或2次，直到前列腺炎治愈为止。运用坐浴法时多选用具有清热理气、活血化瘀的中药煎汤坐浴。例如，药用红藤、败酱草、虎杖各30克，三棱、乳香、没药、苏木各20克，王不留行、桃仁、川楝子、白芷各15克。属湿热型前列腺炎患者，可用萆薢、白芷各30克，甘草5克。

（2）热水坐浴法注意事项。热水坐浴是治疗前列腺炎有效的辅助措施，对前列腺炎的治疗和康复大有帮助。但在实施坐浴，尤其是中药坐浴后，会阴部出现皮肤瘙痒、皮疹等，应中断坐浴疗法，必要时可听取专科医师的意见。由于热水坐浴可能对患者的睾丸产生不良影响，对未婚和未育的青年男性是应该禁止的。因为长时间的热水坐浴还将造成睾丸其他功能和结构的改变，使睾丸从此一蹶不振。此外，这种获得性的睾丸损伤可能导致睾酮分泌减少，有可能使中老年男性雄性激素部分缺乏综合征提前出现。因而，对一般的慢性前列腺炎患者采用热水坐浴也应慎重。

按摩对前列腺炎的治疗有哪些作用

慢性前列腺炎患者的腺泡及间质中常有脓性渗出物。通过定期对前列腺按摩，可以引流前列腺液、排出炎性物质，进而起到解除前列腺液瘀积、改善局部血液循环、促进炎症吸收和消退的作用，有助于前列腺炎的治疗和恢复。尤其适用于前列腺饱满、柔软、脓性分泌物较多者。因此，前列腺按摩疗法可以作为综合治疗手段之一而广泛应用，是一种广受欢迎的治疗慢性前列腺炎的方法，其对于治疗慢性前列腺炎的意义可与抗生素相媲美。

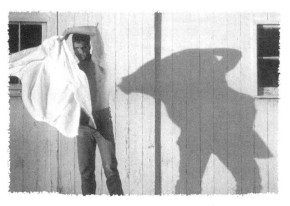

前列腺按摩疗法简单易行，在家里就可进行。具体方法为：

患者取胸膝卧位，术者以右手示指戴橡皮手套，涂上润滑的液状石蜡，先轻柔地按摩肛周而后缓缓伸入直肠内，摸到前列腺后，用示指的最末指腹对着前列腺的直肠面，从外向上向内顺序对前列腺进行按压，即先从腺体的两侧中线各按压 3～4 次，再从中央沟自上而下向尿道外口挤压出前列腺液。一般每周按摩 1 次或 2 次，4～8 次为 1 个疗程。

用按摩来治疗前列腺炎须注意哪些问题

在运用前列腺按摩疗法时，按摩手法应轻缓，注意询问患者感受，切忌粗暴反复强力按压，以免造成不必要的损害。按摩完毕后应该让患者立即排尿，可以使积聚在尿道内的炎性分泌物随尿液排出，不至于造成对尿道的刺激和炎症的扩散。另外，前列腺按摩手法具有明确的禁忌证，更应引起施术者的注意。

（1）急性前列腺炎与慢性前列腺炎的急性发作期间忌前列腺按摩，以免引起炎症扩散，甚至引起败血症。

（2）疑似前列腺结核、肿瘤的患者忌前列腺按摩，以免感染或肿瘤的扩散。

（3）前列腺明显萎缩与硬化者，由于按摩治疗效果不佳，一般也不主张进行前列腺按摩治疗。

慢性前列腺炎患者的手术治疗的原则是什么

一些慢性前列腺炎患者难以忍受疾病的折磨，痛恨慢性前列腺炎给他们的生活和工作造成的负担，因而想彻底根治疾病，而切除前列腺在他们看来是一劳永逸的办法。事实上，这些患者对慢性前列腺炎手术疗法存在着极大的误解。长期以来，外科手术疗法都不是前列腺炎治疗的常规方法，只有对那些长期采用常规治疗手段却难以控制，而临床症状又十分严重的慢性前列腺炎患者，尤其是同时合并前列腺结石、前列腺脓肿、迫不得已的情况下才考虑进行外科手术治疗。这是因为：

（1）绝大多数的慢性前列腺炎经过积极有效的非手术治疗都能够获得比较满意的效果。

（2）手术治疗可能给患者带来比较严重的后果，例如性功能和生殖功能的部分或完全丧失等。

（3）由于长期的炎症刺激，前列腺与周围组织容易发生粘连，术中容易出血且不容易排除干净，手术时还容易损伤临近组织器官而引起并发症。

（4）进行前列腺炎的手术治疗需要一定的设备和技术

力量。

（5）手术并不能解决所有前列腺炎患者的问题，很多患者在手术治疗后症状依然存在。需要注意的是，慢性前列腺炎一般为局灶性或阶段部分性，前列腺液检查不能反映病性的严重程度，因而不能作为手术依据。对于有精神症状的慢性前列腺炎应为手术禁忌证。

手术治疗前列腺炎有什么弊端

前列腺炎外科手术包括对前列腺脓肿的引流、切除膀胱颈部、前列腺完全或部分切除、前列腺精囊全切除术、前列腺及其结石的摘除、精囊切除术、经尿道逆行气球扩张术等。临床资料显示，前列腺炎手术的疗效并不理想。一些患者在手术切除具有炎症的前列腺后，如经尿道电切前列腺体后，前列腺周围仍然含有大量感染灶和结石。由于病原体可能仍然在前列腺区域存在或由于手术导致扩散，使手术切除前列腺后也常常不能完全消除患者的症状，患者仍然可有尿频、尿急、尿痛、夜尿、会阴部不适或疼痛，甚至出现畏寒、发热等慢性前列腺炎或急性前列腺炎的症状。所以，手术治疗也很难达到彻底治愈的目的。

前列腺炎治疗后须注意哪些事项

须知前列腺炎治疗后常易复发，所以在日常生活中学会科学地自我调理是防治慢性前列腺炎的关键措施。

（1）长期坚持治疗，同时治疗其他泌尿生殖系炎症，可预防前列腺炎的复发。

（2）生活规律，起居有常，坚持适当的体育锻炼，能改善血液循环，促进前列腺液分泌增多，将细菌毒素冲淡，同时还能帮助药物吸收，增强抵抗能力。

（3）平时多饮水，多排尿，通过尿液经常冲洗尿道，帮助前列腺分泌物排出，以利预防感染。

（4）戒手淫、节房事能达到减轻前列腺充血水肿的目的，有利于前列腺的健康。保持外生殖器、会阴部的清洁，以防止感染。

（5）忌食辛、辣、刺激性食物，戒烟、酒，保持大便通畅，减少诱发前列腺炎的因素。

（6）坚持每晚热水坐浴的习惯，少穿或不穿紧身内裤，对预防前列腺炎的复发及治疗都是有益处的。

医学上为什么强调要综合治疗慢性前列腺炎

慢性前列腺炎病因复杂、临床症状繁多，局部病理改变有一定特点。如果仅依赖单一药物或单一方法治疗，不免有局限性，因此应采取有章可循的全方位、多途径综合治疗。全方位治疗包括药物治疗、心理疏导和预防保健知识教育等内容；多途径指内服、外敷、灌肠、按摩、针灸、中药离子投入、超短波、直肠内药物直流电导入、磁疗等。在具体实施时，应着眼于从整体出发，提高机体的抗病能力，调整机体整体功能；祛除诱发因素，改善局部慢性充血，通畅局部引流；消除有害因素，促使炎症的吸收和病变组织的软化等。治疗方法应根据患者的具体情况和病变的不同阶段具体分析和运用。

（1）对近期诊断为慢性前列腺炎，临床症状较轻，前列腺液化验异常的病例，采用口服中药，配合前列腺按摩和温水坐浴等方法，即可取得良好的疗效。

（2）对症状较重，患者难以耐受者，可选择物理治疗、中药保留灌肠、直流电药物离子导入等，常能很快缓解症状。

（3）对症状持续不能缓解，前列腺液常规化验白细胞（脓细胞）较多，细菌培养呈阳性者，可选择有效抗生素口服和前列腺内直接注射，再结合其他疗法。

（4）对那些经过适当治疗，前列腺炎的客观指标已恢复正常，但主观症状不见好转的病例，还需配合必要的心理治疗。这样，慢性前列腺炎的治疗效果会不断提高。

造成慢性前列腺炎"反弹"的原因有哪些

在治疗初期，许多慢性前列腺炎患者都能获得比较满意的效果，但在延续治疗过程中常出现临床症状的阶段性再现或反复。深入研究其产生的原因并正确地应对，可以使患者获得更加满意的治疗效果。产生这种现象的原因很多，主要包括以下几个方面：

（1）临床治疗效果的反差减小。患者初次就诊时，疾病的症状往往比较严重，对生活造成了严重的影响。经过最初的治疗后，不适的症状明显减轻，自我感觉会比较满意。但是，随着治疗的延续，残余的症状很难有大幅度的改善，患者会出现焦躁情绪，否定其疗效，而实际情况并非如此。

（2）患者对疾病的重视程度减少。通过有效的治疗，患者的不适症状明显减轻。此时，有些患者擅自决定停用药物或更改药物的剂量和时间，还有些患者的生活方式又有了不同程度的放纵，这样就难免使临床症状或不适的感觉再次出现。

（3）病原体对药物的耐药性增加。治疗初期，病原体对药物的敏感性较强，可以在短期内杀灭绝大多数病原体，因而可以获得临床症状的显著改善。但是，随着用药时间的延长，某些对药物不敏感病原体或者变异的病原体开始大量繁殖，导致患者的不适症状再现或加重。

（4）可能并发其他病原体的感染或其他疾病。一些慢性前列腺炎患者在获得满意的初期效果后，日常生活中不注意自我保护，进行性生活时也不采取安全措施，可能造成新病原体的感染，出现临床症状的"反弹"。此外，慢性前列腺炎患者常可以合并生殖系统其他组织器官的炎症性病变，因而使不适的感觉"反弹"。

（5）患者的精神心理因素起到积极作用。部分慢性前列腺炎患者无论采用何种药物治疗，甚至服用完全没有作用的安慰剂，在治疗的初期阶段都会获得显著疗效。这并不是药物的治疗效果，而是反映了患者存在严重的精神心理因素，容易受到外界的暗示，也是其最后造成前列腺炎久治不愈和任何治疗措施都难以彻底根治的重要原因。

（6）不良生活的影响 市场经济的激烈竞争、来自于家庭和社会的种种打击，使男性十分疲惫。即使是没有前列腺炎的健康男性，在这些不良的环境下生存，也可能出现某些前列腺炎的症状，更何况处于患病状态和恢复阶段的前列腺炎患者，因而也特别容易造成病情的反复或加重。

慢性前列腺炎久治不愈的原因是什么

临床上治疗慢性前列腺炎的方法很多，但有些患者却难以获得满意的治疗效果。经过半年以上的时间和采用多种方法治疗后临床症状仍然存在，且常反复发作，时轻时重。造成这一现象的常见原因如下：

（1）前列腺炎的病因复杂多样。前列腺炎的发病机制尚不完全清楚，因此缺乏十分明确的治疗方法，疗效判定方法也不统一。

（2）前列腺的分泌液排泄不畅。前列腺具有分泌功能，前列腺液不断产生需要定期排泄。前列腺的排泌腺管由于走行弯曲、路径较长且开口口径较小，前列腺外周区腺管有些呈直角或斜形进入尿道，使得前列腺液排出不畅，容易诱发感染。

（3）前列腺的组织结构改变。慢性前列腺炎的久治不愈可以导致腺体内的血管闭塞、腺体实质的纤维化与瘢痕形成、腺体萎缩变硬，使得药物治疗很难在前列腺内达到有效的药物浓度，病原体可以在局部大量繁殖与扩散，进一步加重了局部的炎症反应、腺管闭塞范围和纤维化程度的病理改变。

（4）前列腺的重要位置。前列腺是男性生殖系统中的一个重要脏器，与其相邻的组织脏器很多。慢性前列腺炎久治不愈，与其相邻的脏器必然受到一定的影响。相反，这些脏器的病变也将对前列腺造成一定的影响。

（5）不良生活习惯的持续存在。许多前列腺炎患者的发病就是因为在生活中存在许多不良的习惯，例如生活中不讲究卫生、经常有不洁性生活、频繁性交或手淫、酗酒、长期久坐等多种原因本身就是造成患者前列腺长期充血诱发前列腺炎，并使其迁延难愈的重要因素，而且这些患者在患病后以及疾病治疗期间，这些不良生活习惯可能仍然存在。

（6）消极的应对方式。应对方式在慢性前列腺炎患者的预后中也具有重要的影响作用。以消极方式为主的患者身心症状明显重于以积极应对为主的患者，且以消极应对为主的患者在性格上更倾向于内向、神经质和不稳定性。应对方式不健康也是导致患者治疗失败的原因之一，可以明显影响患者的身心健康及预后。

（7）治疗关系的复杂。目前社会上私营医疗机构较多，鱼龙混杂，有意无意的误诊难免存在。此外，大量昂贵抗生素的滥用也具有一定的毒副作用，可能使患者的病情进一步加重。

（8）专业医生的前列腺炎知识匮乏。医生接受前列腺炎诊断与治疗知识培训的机会很少，在他们接受基础培训时也往往缺乏这些内容，况且这方面的知识更新特别迅速，而泌尿外科医生更愿意花费大量的时间来研究外科手术。

对久治不愈的慢性前列腺炎应采取哪些方法

久治不愈是让前列腺炎患者最为苦恼的事情，但此时决不能悲观绝望，而应积极寻找有效的治疗方案。下面的诸多方面可能对这些患者彻底摆脱顽固性前列腺炎有一定的帮助，其中的某些环节可能需要在医生的协助下完成。

（1）深入探讨前列腺炎的可能病因。在慢性前列腺炎，尤其是难治性慢性前列腺炎的诊断过程中，有时可能忽视了很多重要的方面，能深入进行探讨的病因包括两个方面：①深入研究可能存在的感染因素，例如混合感染、厌氧菌、结核杆菌、细菌 L 型、病毒、真菌等；② 从前列腺以外的病因着手检查可能存在的疾病或异常，例如盆底肌肉、阴部神经以及其他组织器官的结构和功能异常。

（2）做好诊断与鉴别诊断。全面检查以明确是否具有前列腺炎的相关疾病或伴发疾病。许多患者的临床症状是由于这些相关疾病造成的。针对可能存在的这些疾病或异常进行有效的处理或治疗，可以使绝大多数患者的临床症状明显缓解或消失，例如前列腺增生、前列腺囊肿、前列腺结石、前列腺结核等。

（3）采用综合治疗方法。根据目前对前列腺炎的认识，从各个可能的角度出发，采用综合的治疗手段，全面地改善前列腺的功能及盆底组织器官、神经、肌肉的结构和功能。

（4）戒除不良的生活习惯。许多前列腺炎患者的发病、加重、对治疗的抵抗和反复发作，多与诱发疾病的不良生活习惯和精神心理因素有关。

淋菌性前列腺炎如何治疗

一些确诊为淋菌性前列腺炎的患者，在选择治疗方法的时候，往往倾向于使用敏感的、价格昂贵的抗生素静脉给药，并且会坚持连续治疗很长时间。但是，疗效却不尽如人意。可能一旦停用药物，让人难以忍受的痛苦和症状又会出现，尿道中会出现大量的分泌物。实际上，向前列腺腺体内直接注射抗淋病奈瑟菌类药物才是有效的治疗方法。

应该选择对耐药淋菌有效的广谱长效抗生素，最好同时配合口服广谱抗生素以治疗耐药的淋菌以及可能存在的混合感染，并可防止治疗过程中前列腺内部的淋病奈瑟菌对全身组织的侵犯。对于急性淋菌性前列腺炎治疗 2~4 周可使临床症状消失，而慢性期患者往往需要 2~3 个月的治疗才有可能治愈。

改善前列腺血液循环的一般治疗方法也可以采用，例如会阴部热水坐浴、局部微波照射、对慢性患者定期按摩前列腺等，均有利于炎性分泌物的清除和排出。在生活上，应该注意休息，大量饮水，忌酒及刺激性饮食，保持外阴清洁。治愈前禁止性生活，同时配偶也需要诊断和治疗，因为部分淋菌性前列腺炎患者的感染源来自慢性淋病奈瑟菌感染的配偶。

淋菌性前列腺炎的治疗比较困难，即使治愈也容易复发，尤其是慢性期患者。因此，在患者的临床症状消失后仍然需要定期复查，最好在停用抗生素一段时间后，每周进行 1 次，连续 3 次前列腺液检查均没有淋病奈瑟菌存在时，才基本可以认为达到痊愈的标准。

对真菌性前列腺炎都有哪些治疗方法

真菌性前列腺炎是由真菌感染引起的前列腺炎，也是目前比较难治的疾病，需要接受全面系统的治疗，主要包括调整饮食习惯和抗真菌药物治疗。

节制饮食疗法

如果患者合并较多的白假丝酵母菌（白念珠菌）感染的相关症状，尽管还没有确定诊断的直接证据，也可以开始进行1个月的实验性节制饮食的诊断性治疗。对于怀疑合并真菌感染的患者进行节制饮食治疗主要是限制饮食中的糖类成分，含糖较多的食物包括乙醇（酒精）、蜂蜜、面粉、土豆等，因而此阶段的主要饮食应该以富含蛋白质、脂肪的食物和非淀粉类的蔬菜为主，例如瘦肉、鸡、鱼、卷心菜、葱、蒜、橄榄油等。

如果节制饮食获得一定的效果，哪怕是临床症状的轻微改善，就可以在患者节制饮食治疗的同时进行抗真菌治疗。一定要注意，在开始节制饮食后的最初两周时间，患者的临床症状可能发生戏剧性的突然加重，包括头晕、肌肉疼痛、尿道烧灼感、恶心、眩晕等，发生这种现象是病情好转的征兆，表明发生了饮食截断性的反应，真菌坏死后释放出来的物质可能使患者产生不舒服的感觉，只要坚持下去，症状一般就会消退。

在饮食上还应注意增加多种维生素、铁、硒的补充。全面节制饮食治疗真菌感染最长疗程需要两年时间，主要决定于

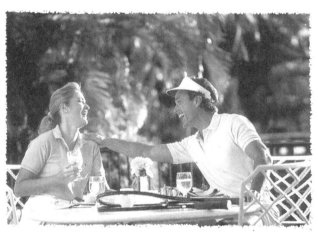

患者节制饮食的严格程度、抗真菌治疗反应的有效性以及其他有害因素是否根除，例如紧张情绪、环境因素、激素类药物的应用等。

抗真菌药物治疗

前列腺真菌感染通常为全身性感染的一部分，所以对于确定真菌感染存在的患者治疗应该包括全身及局部治疗。多种抗真菌性药物可以选择应用，全身应用广谱抗真菌药物可以选择两性霉素B、酮康唑或咪康唑等，连续治疗1个月以上，一般需要治疗2~3个月，应该注意抗真菌药物的副作用。应用小苏打等药物碱化尿液，也有一定的治疗作用。皮下注射含有白念珠菌孢子体的特异性地增强机体对该病原体的免疫排斥作用。尿道内灌注甲紫可以杀灭局部的真菌。

其他治疗方法

在治疗真菌性前列腺炎时，患者的配偶也应进行检查，因为很多男性获得真菌感染的重要途径之一就是通过性生活。妻子可能是感染的来源，或者成为受害者被动感染，但却特别容易成为长期慢性带菌者而不断地感染丈夫，致使治疗失败。

在生活中则要注意卫生。定期更换内裤，并对内衣、内裤、床单、枕巾、被套、毛巾、浴具等进行开水洗烫消毒，彻底消灭传染源。

对滴虫性前列腺炎可采取什么治疗方法

滴虫性前列腺炎常继发于滴虫性尿道炎，发病比较缓慢。临床症状与一般的慢性前列腺炎相似，但往往具有尿道刺痒、尿道口分泌物有异味、排尿终末时尿道刺痛、会阴部与肛周刺痛或下坠感明显等症状，并可出现不同程度的性功能障碍。当患者对一般常规抗生素无反应或效果不明显，同时配偶患有滴虫性阴道炎时，应该考虑到前列腺的滴虫性感染的可能性，前列腺液的显微镜检查发现滴虫可以确诊。

对滴虫性前列腺炎的治疗应采用全身给药结合局部治疗的方法同时治疗。全身应用甲硝唑静脉或口服途径治疗，每日 1 次用 1∶5000 比例的硝酸银冲洗尿道，2～3 周为 1 个疗程，基本可以治愈。适当地配合前列腺按摩，可以促进前列腺液的排出。对顽固的病例，可采用全身给药联合前列腺内直接药物注射的方法，疗效比较确切。滴虫性前列腺炎也是一种性传播疾病，治疗期间应停止性生活，同时积极检查并治疗配偶的滴虫性阴道炎。由于女性有月经周期，一般治疗选择在行经的间期，连续治疗 2～3 个月经周期。

前列腺炎能否彻底治愈

一般认为，急性前列腺炎患者经积极有效的治疗，多数是可以彻底治愈的。尽管慢性前列腺炎的临床症状反复发作，且迁延难愈，但也并不是不可战胜的。人体的免疫系统及前列腺液都具有一定的抗病作用，以至于有些慢性前列腺炎患者在患病后并没有接受系统的治疗却可自行痊愈。所以，只要戒除不良的生活习惯，培养良好的应对方式，采用综合疗法进行治疗，绝大多数患者是完全可以康复的。慢性前列腺炎的自然病程和疾病的转归还不是十分清楚。

保守方法治疗慢性前列腺炎的疗法判断较为困难，以往认为长期坚持治疗的患者治愈率可达 50% 以上，但仍然有小部分患者治疗超过 1 年以上仍然不能治愈。即使技术精湛的医生，采用经尿道前列腺部分切除方法切除前列腺，也只有 80% 以上的患者能够痊愈或改善症状。

近年来由于对前列腺炎研究和认识的不断深入，出现了很多有效的治疗方法，综合治疗极大地改善了治疗效果，使绝大多数前列腺炎患者获得了良好的疗效。前列腺炎患者在治愈后通常多数可以完全恢复其身体各器官的生理功能，包括食欲、睡眠、记忆力、排便以及性功能等。所以应积极参与日常工作和学习，并热爱生活。前列腺炎患者治愈后短期内虽然已将前列腺内的病原体完全清除，但并不表示由于感染所致的前列腺组织损伤完全修复。

患者的前列腺在前列腺炎刚刚治愈的一段时间内可能处于一种亚健康状态，极易受到病原体的重新感染，或者容易因为某些不良因素而引发前列腺充血状态，使得前列腺炎的症状再度出现防止病原体的重新感染和前列腺的充血状态是医生和治愈患者尤需要注意的问题。可采取的有效措施包括保持会阴部的清洁和干燥、避免过度劳累、在无菌阴茎套的保护下进行有规律的性生活或定期在性兴奋时排出精液、加强营养、改善机体的健康状况、增强机体的抵抗力等。这些措施不但可以帮助患者有效地缓解生理与心理方面的症状，而且有助于预防细菌等病原微生物的重新感染。

前列腺炎的治愈标准是什么

经过一段时间的前列腺炎治疗后，怎样判断是否已经痊愈、怎样正确看待疾病的治愈标准是每一个前列腺炎患者最关心的问题。但长期以来,对前列腺炎的治愈标准存有争议。

以往,被人们普遍接受的慢性前列腺炎治愈标准是:自觉症状消失或明显减轻,触诊时前列腺正常或明显改善,定位分段尿液检验正常,前列腺按摩液常规检查正常且细菌培养阴性。有条件的单位可以将尿动力学检查结果作为治愈判定的标准之一,但是具体的技术标准还有待确定。

由于前列腺液检查结果可以受到很多因素的影响,建议进行连续两次以上、间隔不少于 1 个月的客观检查,结果均呈阴性才可以使治愈的确定更加具有可信性。由于慢性前列腺炎的复发往往发生在治愈后的 2 周~4 个月内,因此 4 个月后仍然没有复发,就可认为已经彻底治愈了。个别专家建议治愈标准为至少 12 个月内尿液及前列腺液培养无细菌生长。

近些年来,关于慢性前列腺炎的治愈标准,一些专家又提出了新理念。他们认为,前列腺按摩液的白细胞、前列腺内的细菌等检测指标与前列腺炎的临床症状之间缺乏明确的相关性,而人们更加关注前列腺炎带给患者的不适即临床症状的轻重,治疗的目的已经由原来的根治前列腺炎即"前列腺按摩液常规检查正常,而且细菌培养阴性",转化为控制或消除临床症状、改善生活的质量。

因此,现代的前列腺炎治愈标准应该着重于"自觉症状消失或明显减轻"这一点上。

当然,这种治愈标准还没有完全被医学研究者们所接受。况且患者的具体病因和病情并不完全一致,例如男性不育症患者合并前列腺炎,治疗的一个重要方面就是恢复生育能力,而前列腺按摩液内的白细胞可能对精子的活力特性及受孕能力具有潜在的不良影响,人们还是希望将降低前列腺按摩液内的白细胞看做是治疗的目的之一。同样的情况还发生在中老年男性血清 PSA 增高合并 EPS 内的白细胞增高方面。

治疗前列腺增生有哪些常见方法

对前列腺增生除药物外主要有以下治疗方法：手术疗法、微波疗法、射频热疗、激光疗法、尿道支架、前列腺扩裂器等。

手术治疗

（1）怎样手术治疗前列腺增生。对于前列腺增生症残余尿经常超过 60 毫升或经常发生尿潴留及感染的患者,外科手术仍是重要而有效的方法。目前常用的手术方法主要有以下几种：

① 耻骨后前列腺切除术, 为使用最多的手术方式, 适用于膀胱有合并症者。

② 耻骨后前列腺切除术, 适用于单纯性前列腺增生腺体体积较大者。

③ 耻骨后尿道外前列腺切除术 (即 MADIGAN 手术) 可较好地保持尿道的完整性。

④ 经尿道前列腺电切术 (TURP), 适用于腺体重量在 60 克以下不愿行开放性手术或有严重合并症而不耐受开放性手术者。

⑤ 经会阴前列腺切除术, 适合于合并有较严重心肺疾患的患者,目前应用较少。对于不耐受开放性手术者,还可施行

前列腺疾病的治疗与调养

单纯性膀胱造瘘术。

（2）手术治疗前列腺增生有哪些优缺点。手术的优点是：切除前列腺增生部分，解除尿路梗阻，见效快。缺点是：并发症多，有些并发症后果严重；此外手术后亦可复发，同时开刀之苦也为许多高龄患者所顾虑，故患者难以接受。手术早期并发症：多发生在 48 小时以内，如休克、急性肾功能衰竭、出血，这与手术及麻醉有关。

晚期并发症：发生于 48 小时以后的康复过程中，因采取术式不同，常见的并发症有：①尿路感染。②继发附睾炎、精囊炎、前列腺炎。③尿瘘。继发于切口感染及下尿路梗阻。④排尿困难。因术中处理不当，操作粗暴及感染，导致尿道狭窄、膀胱颈狭窄所致。⑤尿失禁。手术损伤尿道外括约肌或膀胱颈前列腺周围平滑肌所致。⑥尿道直肠瘘。术中损伤直肠壁引起。⑦性功能障碍。无论采取何种手术方式，都能不同程度地损伤控制阴茎勃起神经，以致出现阳痿。

微波热疗

微波治疗就是用固定微波热源对前列腺进行加热，效果可使 2 厘米半径范围的细胞变性、坏死，血管萎缩，使前列腺段尿道变宽而改善症状，尿道壁可保持完好。微波是一种高频电磁波，其能量进入组织场内相互作用，引起离子振荡，或由于分子磁场方向改变，致局部温度升高。微波治疗前列腺增生的温度为 $45\sim47$℃，对正常组织亦可造成损伤，为此微波治疗仪有测温装置并由电脑自动监控，还配有水冷却循环系统以保护尿道黏膜等正常组织。治疗方式有经尿道、经直肠和体外 3 种，但需反复治疗疗效方明显，但远期疗效不够理想。

射频热疗

射频的波长，其穿透力更强，具有加热和传感的双重功能，因而热疗的范围也更深，单次治疗多可奏效，时间约 1 小时，不用水冷却系统。

激光治疗

激光治前列腺增生症主要是利用其光致热作用和光致压强作用，目前在前列腺增生症的治疗中多采用连续波激光手术刀，主要有 3 种：

（1）非接触式，激光经空气或液体到达组织而与之接触。

（2）接触式前列腺激光切除，可使用前列腺组织直接气化，前列腺段尿道立即增宽。

（3）间质内插入式前列腺激光凝固术 (ILCP)，即经会阴作前列腺穿刺通过光导纤维将低能量的 YAG 激光输入增生的前列腺组织。

尿道支架

这种方法就是利用记忆合金支架，目前主要为钛镍合金。本支架具有 40° 以下任意塑形特点，可在 37° 迅速复原。形状为螺旋支架，一般在膀胱镜下放置部位很关键。开始可有尿失禁等反应，2 个月左右可自行消失。

前列腺扩裂器

就是将前列腺扩裂器 (自动定位) 插入膀胱，作简单的操作盘旋转，即可迅速使扩裂器准确地置于膀胱颈口和前列腺尿道，前列腺联合完全裂开，而不损伤外括约肌，但中叶突入膀胱者不宜应用。

年轻人患前列腺增生能否治愈

很多年轻前列腺增生患者一直关心自己的病能否治好。要想前列腺增生早日痊愈，除了要配合医生的治疗外，平时的保养是必不可少的。

平日要多喝温开水，保证睡眠不熬夜，多吃清淡、不吃油炸烧烤辛辣刺激性食物，注意自我保健，加强身体锻炼，预防感冒，积极治疗身体其他部位的感染，提高机体抗病力。清淡饮食，禁酒及辛辣刺激之物，可以避免引起前列腺充血；节制房事，禁忌性交中断，可减轻前列腺充血。适量运动，不宜

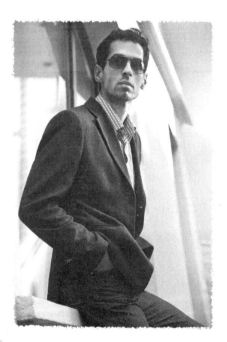

长时间骑马、骑车和久坐，办公室工作人员每隔 1～2 小时应站起来活动一会儿，以减轻前列腺充血。每日睡前热水坐浴，定期进行前列腺按摩，可促进血液循环，有利于炎性分泌物排出。

此外，一旦怀疑自己有前列腺增生，最好去正规医院检查前列腺常规，一般年轻人是因前列腺炎引起的充血水肿增大。只要积极治疗，注意起居饮食，前列腺增生是能够治愈的。

治疗各类前列腺疾病可参考使用的药物

治疗前列腺疾病常用西药

◈ 氟他胺片

【主要成分】氟硝丁酰胺。

【作用类别】本品可缩小肿瘤体积、降低 PSA 和加强对肿瘤的控制以及延长无病生存期。

【适应证】晚期前列腺癌,可单独使用(睾丸切除或不切除),或与 LHRH(促黄体生成激素释放激素)类似物(激动剂)合用。也可作为根治术前新辅助治疗或根治手术后辅助治疗。可以和放射治疗联合应用。

◈ 比卡鲁胺

【主要成分】比卡鲁胺。

【作用类别】临床应用表明本品可缩小肿瘤体积和降低 PSA,有力控制肿瘤进展,延长无病生存期。

【适应证】晚期前列腺癌,可单独使用(睾丸切除或不切除),或与 LHRH(促黄体生成激素释放激素)类似物(激动剂)

合用。也可作为根治术前新辅助治疗或根治手术后辅助治疗。可以和放射治疗联合应用。

◈ **盐酸特拉唑嗪片**

【主要成分】盐酸特拉唑嗪。

【作用类别】前列腺用药。

【适应证】

① 用于治疗高血压,可单独使用或与其他抗高血压药同时使用。

② 用于改善良性前列腺增生症患者的排尿症状,如:尿频、尿急、尿线变细、排尿困难、夜尿增多、排尿不尽感等。

◈ **阿呋唑嗪片**

【主要成分】盐酸阿呋唑嗪。

【作用类别】前列腺疾病用药。

【适应证】本品适用于轻、中度前列腺肥大症,尤其适用于梗阻症状明显的患者。

◈ **爱普列特片**

【主要成分】爱普列特,其化学名为 17β –(N– 叔丁基 – 氨基 – 甲酰基)雄甾 $-3,5-$ 二烯 $-3-$ 羧酸。

【作用类别】前列腺增生用药。

【适应证】爱普列特片适用于治疗良性前列腺增生症,改善因良性前列腺增生的有关症状。

◉ **甲磺酸多沙唑嗪片**

【主要成分】[1-（4-氨基-6，7-二甲氧基-2-喹唑啉基）-4-（1,4-苯并二口恶烷-2-撑羰基）]哌嗪甲磺酸盐。

【作用类别】前列腺增生用药。

【适应证】原发性高血压；良性前列腺增生。

◉ **普适泰**

【主要成分】本药为天然花粉提取物，其活性成分是由纯种花粉经 100% 破壳后提取的水溶性成分组成。

【作用类别】前列腺增生用药。

【适应证】良性前列腺增生，慢性、非细菌性前列腺炎。

◉ **坦洛新**

【主要成分】5-[（2R)-2-[2-(2-乙氧基苯氧基) 乙基] 氨基] 丙基]-2-甲氧基苯磺酰胺盐酸盐。

【作用类别】前列腺增生用药。

【适应证】用于前列腺增生引起的排尿障碍。

◉ **非那雄胺片**

【主要成分】本品主要成分为非那雄胺，其化学名：17β-(N-叔丁基氨基甲酰)-4-氮杂-5α-雄甾-1-烯-3-酮。

【作用类别】前列腺增生用药。

【适应证】本品适用于治疗已有症状的良性前列腺增生症（BPH）。

◈ 盐酸酚苄明片

【主要成分】N-（1-甲基-2-苯氧乙基）-N-(2-氯乙基)苯甲胺盐酸盐。

【作用类别】前列腺增生用药。

【适应证】

① 嗜铬细胞瘤的治疗和术前准备。

② 周围血管痉挛性疾病。

③ 前列腺增生引起的尿潴留。

◈ 萘哌地尔

【主要成分】萘哌地尔，化学名为 (±)-1-[4-(2-甲氧苯基) 哌嗪基]-3-(1-萘氧基)-2-丙醇。

【作用类别】良性前列腺增生症（BPH）用药。

【适应证】适用于良性前列腺增生症引起的排尿障碍。

◈ 谷丙甘氨酸

【主要成分】其组分为谷氨酸、丙氨酸、甘氨酸。

【作用类别】前列腺用药。

【适应证】用于前列腺增生引起的尿频、排尿困难及尿潴留症。

治疗前列腺疾病常用中成药

◈ 癃闭舒胶囊

【药物组成】补骨脂、益母草等。

【功用主治】温肾化气，清热通淋，活血化瘀，散结止痛。用于肾气不足，湿热瘀阻之癃闭所致、尿频、尿急、尿赤、尿细如线，小腹拘急疼痛，腰膝酸软等症。西医诊断为前列腺增生有以上证候者也可应用。

◈ **尿塞通片**

【药物组成】丹参、泽兰、桃仁、红花、赤芍、白芷、陈皮、泽泻、王不留行、败酱、川楝子、小茴香、黄柏。

【功用主治】理气活血，通经散结。用于前列腺增生症，尿闭等。

◈ **前列舒乐颗粒**

【药物组成】淫羊藿、黄芪、蒲黄、车前草、川牛膝。

【功用主治】补肾益气，化瘀通淋。用于肾脾双虚，气滞血瘀，前列腺增生，慢性前列腺炎；面色苍白，神疲乏力，腰膝疲软无力，小腹坠胀，小便不爽，点滴不出或尿频、尿急、尿道涩痛。

◈ **前列欣胶囊**

【药物组成】桃仁（炒）、没药（炒）、丹参、赤芍、红花、泽兰等。

【功用主治】活血化瘀，清热利湿。用于治疗瘀血凝聚，湿热下注所致的慢性前列腺炎及前列腺增生的症状改善。证见尿急、尿痛、排尿不畅、滴沥不净等。

◈ **泽桂癃爽胶囊**

【药物组成】泽兰、皂角刺、肉桂。

【功用主治】行瘀散结、化气利水，用于膀胱瘀阻型前列腺增生症。

◈ **前列安栓**

【药物组成】黄柏、虎杖、栀子、大黄、泽兰、毛冬青、吴茱萸、威灵仙、石菖蒲、荔枝核。

【功用主治】清热利湿通淋，化瘀散结止痛。主治湿热瘀血壅阻证所引起的少腹痛、会阴痛、睾丸疼痛、排尿不利、尿频、尿痛、尿道口滴白、尿道不适等证。可用于精浊、白浊、劳淋（慢性前列腺炎）等病见以上证候者。

◈ **前列泰片**

【药物组成】益母草、萹蓄、红花、油菜蜂花粉等

【功用主治】清热利湿，活血散结。用于慢性前列腺炎湿热挟瘀征。

◈ **前列通片**

【药物组成】黄芪、肉桂油、黄柏、薛荔、车前子、竹节香附、琥珀、泽兰、蒲公英、八角茴香油。

【功用主治】补肾健脾，清利湿浊。用于脾肾阳虚、湿浊下注之小便白浊、尿频或小便难等症。临床多用于前列腺炎、前列腺肥大。

◈ **翁沥通胶囊**

【药物组成】薏苡仁、浙贝母、川木通、栀子(炒)、金银花、旋覆花、泽兰、大黄、铜绿、甘草、炙黄芪。

【功用主治】清热利湿，散结祛瘀。用于证属湿热蕴结、痰瘀交阻之前前列腺增生症，证见尿频，尿急，或尿细，排尿困难等。

◈ **前列舒通胶囊**

【药物组成】黄柏、赤芍、土茯苓、马鞭草、虎耳草、马齿苋、川芎、川牛膝、柴胡、当归、泽泻、甘草等。

【功用主治】清热利湿，化瘀散结。用于慢性前列腺炎，前列腺增生属湿热痰阻证，证见尿频、尿急、尿淋沥，会阴、下腹或腰骶部坠胀或疼痛，阴囊潮湿等。

◈ **普乐安胶囊**

【药物组成】本品为油菜花花粉经适宜加工制成的胶囊。

【功用主治】补肾固本。用于肾气不固，腰膝酸软，尿后余沥或失禁，及慢性前列腺炎、前列腺增生具有上述症候者。

◈ **缩泉丸**

【药物组成】山药、益智仁（盐炒）、乌药。

【功用主治】补肾缩尿。用于肾虚之小便频数，夜卧遗尿。

◈ **前列安通片**

【药物组成】黄柏、赤芍、丹参、泽兰、桃仁、乌药、白芷、王不留行。

【功用主治】清热利湿，活血化瘀，温中止痛。用于湿热瘀阻，证见尿频、尿急、排尿不畅，小腹胀痛等。

◉ **前列腺解毒胶囊**

【药物组成】水蛭、大黄等。

【功用主治】化瘀解毒，利湿通淋。用于小便频急，尿后余沥，尿后滴白，尿道涩痛，少腹疼痛，会阴不适，腰骶疼痛，阴囊潮湿，睾丸疼痛等症。

◉ **沙巴棕提取物**

【药物组成】从植物沙巴棕（锯叶棕）提取有效成分制成。

【功用主治】良性前列腺增生症，症状如：排尿延缓、尿意频繁、小便不畅、尿滴沥等。

◉ **前列舒丸**

【药物组成】熟地黄、薏苡仁、冬瓜子、山茱萸、山药、牡丹皮、苍术、桃仁、泽泻、茯苓、桂枝、附子（制）、韭菜子、淫羊藿、甘草。

【功用主治】扶正固本，滋阴益肾，利尿。用于尿频，尿急，尿滴沥，血尿；慢性前列腺炎，前列腺增生。

治疗慢性前列腺炎偏方

◉ **金银花、野菊花汤**

用料：金银花 60 克，野菊花 30 克，生甘草 20 克。

用法：清水煎汤内服，随意代茶饮用（限当天服完）服药期间，禁烟、禁酒及辛辣食物。

◈ **生贯众饮**

用料：生贯众、石莲子各 90 克。

用法：分别将其捣碎，混合后分为 3 份，取其 1 份放在大瓷茶缸内，沸水冲泡后当茶水饮。每日 1 剂，每日服 3 次。坚持数日，直至痊愈。

◈ **加味完带汤**

用料：白术 30 克，山药 30 克，人参 6 克，白芍 15 克，车前子 9 克，苍术 10 克，甘草 3 克，陈皮 1.5 克，黑芥穗 1.5 克，柴胡 1.8 克。

用法：水煎内服，每日 1 剂。

◈ **导湿活血汤**

用料：龙胆草 5 克，茯苓 10 克，车前子 10 克，木通 10 克，川芎 10 克，牛膝 10 克，王不留行 10 克，穿山甲 10 克，桃仁 10 克，红花 10 克，滑石 10 克，丹参 15 克，甘草 5 克。

用法：水煎内服，每日 1 剂，15 天为 1 个疗程。

◈ **化瘀解毒汤**

用料：丹参 9 克，泽兰 9 克，乳香 9 克，赤芍 9 克，王不留行 9 克，川楝子 9 克，桃仁 6 克，败酱草 15 克，蒲公英 30 克。

用法：水煎内服，每日 1 剂，1 个月为 1 个疗程。

◈ **清淋化浊汤**

用料：白花蛇舌草 20 克，穿山甲 20 克，知母 12 克，菟丝子 18 克，茯苓 18 克，王不留行 15 克，萆薢 15 克，车前子 15 克，益智仁 15 克,泽泻 15 克。

用法:水煎内服,每日 1 剂。药渣煎水熏洗会阴部。14 天为 1 个疗程。

◈ 活血利湿汤

用料:龙胆草 9 克,通草 6 克,丹皮 10 克,赤芍 10 克,败酱草 30 克,炒谷芽 30 克,萆薢 15 克,瞿麦 15 克,牛膝 15 克,延胡索 15 克。

用法:水煎内服,每日 1 剂。煎 2 次后中药渣加水适量煎汤后坐浴。

治疗前列腺增生的用药原则是什么

前列腺增生患者如何选择药物呢？一般而言,药物治疗适用于症状比较明显、但又不太严重的患者。例如排尿时还不需要用很大力气或无其他并发症;夜尿(晚间入睡后的排尿次数)不超过 3 次;未多次发生尿潴留(尿一点儿也排不出去)者;经检查尿流率(每分钟排出的尿量)虽有一定程度的减少,但残余尿量(排完尿后膀胱内尚余留的尿量)不超过 60 毫升者。

治疗前列腺增生常用哪些西药

(1)抗雄激素药物。此类药物中应用最广泛为孕酮类药物。抗雄激素药作用是,使用一段时间后能使症状及尿流量改善,残余尿减少,前列腺变小。种类如下:

① 乙烯雌酚。不良反应是长期使用将增加心血管并发症,有恶心呕吐、男子乳房发育、阳痿。

② 甲地孕酮。抑制 5α - 还原酶活性,可降低血浆中睾丸酮水平。

③ 氟硝西酰胺。可使患者前列腺体积缩小,残余尿量减少。不良反应有男性乳房发育、恶心呕吐、肝功能不正常。

(2)α 受体阻滞剂。前列腺为腺体组织,但有大量的平滑肌分布,并含有大量的 α 受体,当患者交感神经兴奋时可引起前列腺平滑肌收缩,引起动力性梗阻。α 受体阻滞剂可缓解患者的尿路梗阻症状,对有急性尿潴留者有利于早期拔去导尿管。此类药物中常用的有以下几种:

① 酚苄明:不良反应常可见头晕、视力障碍及体位性低血压。

② 酚妥拉明:与酚苄明为同类药物,但因本药起效快,作用时间短,一般可用于急性尿潴留。不良反应同酚苄明。

③ 哌唑嗪:不良反应是可引起体位性低血压,对性功能无影响。

④ 高特灵:用法:为选择性 α 受体阻滞剂,主要用于缓解膀胱颈部梗阻,改善排尿情况。本品不良反应较少,一般不会引起头晕及体位性低血压。

(3)5α - 还原酶抑制剂。本品通过对 5α - 还原酶的抑制,阻断睾酮转化为双氢睾酮,从而阻断前列腺继续增生,临床观察疗效确定。

治疗前列腺增生的植物类药物有哪些

此类药物是从非洲草药、锯叶棕果、花粉等植物中提炼出来的有效成分,具有抑制睾酮在腺体中的作用或直接作用于增生细胞,减轻腺体水肿。目前临床上常用的有以下几种:

(1)通尿灵。

(2)保前列。

(3)护前列。

(4)前列康。

(5)舍尼通(前列泰)。此药是纯种花粉经破壳提取有效成分而制成的,特点是药效发挥得快,效果更明显些。

治疗前列腺增生有哪些中成药

◈ 金匮肾气丸

成分:平地黄、山药、山茱萸、泽泻、茯苓、丹皮、桂枝、附子。

功效:温补肾阳。

适应证:肾阳不足型前列腺增生症。表现为尿频、夜尿增多,小便不利,畏寒,下半身冷感,舌质淡胖,舌苔薄白。

◈ 逍遥丸

成分:柴胡、当归、白芍、白术、茯苓、甘草、薄荷、生姜。

功效:疏肝解郁,健脾和胃。

适应证:肝郁气滞型前列腺增生症。表现为小便不利,甚至不通,情志抑郁,头痛目眩,胁胸胀满,咽干口燥,神疲食少,脉弦而虚。

◈ 补中益气丸

成分:黄芪、甘草、人参、当归、橘皮、升麻、柴胡、白术。

功效:补中益气,升阳举陷。

适应证:中气不足型前列腺增生症。表现为小腹坠胀,排尿不畅或量小,甚至小便失禁、食欲不振,气短而声低,舌质淡、舌苔薄、脉细弱。

◈ 桂枝茯苓丸

成分:桂枝、茯苓、丹皮、赤芍、桃仁。

适应证:尿路阏阻型前列腺增生症。表现为小便滴沥,尿线细或有分叉,甚至小便不通,小腹胀满疼痛,舌质紫暗或有阏点,脉涩。

◈ 笑康前列贴

成分:丹参、补肾草、茯苓、川牛膝、大黄、赤芍、蒲公英、紫花地丁、黄柏、血竭、乳香、没药等为主要原料。

适应证:前列腺炎、前列腺增生、前列肥大患者。

使用方法:清洁皮肤,揭开贴片,将小袋中的提取膏均匀涂在医用棉上,贴敷于肚脐(神阙穴)处,轻压周边胶布贴紧皮肤,不漏气;每贴贴敷 2~3 天,两次贴敷间隔 2 小时;按上述方法再贴敷关元穴(肚脐下 3 寸处),效果更佳。

注意事项:①过敏皮肤、皮肤破溃者禁用。②使用中皮肤发红、瘙痒等不良反应时可减少贴敷时间。

◉ **首丹王栓**

　　成分：何首乌、丹参、王不留行、菟丝子、黄柏等。

　　适应证：前列腺增生。

　　功效：该药具有补肾化气，清热化湿，活血化瘀等疗效。具有免疫调节、抗炎、促进局部和全身微循环、抑菌作用。

◉ **泽桂癃爽胶囊**

　　成分：泽兰、肉桂、皂角刺等。

　　功效：行瘀散结，化气行水，主要用于瘀阻型前列腺增生症。缩小前列腺体积，降低前列腺指数，减少残余尿量，减轻上皮细胞增生，对前列腺增生有较好的治疗作用。

　　适应证：前列腺增生及无菌性前列腺炎。

　　不良反应：个别患者服后可有恶心、胃部不适、腹泻等症状。体弱或属阴虚、湿热下注者慎用。宜饭后服用。

治疗前列腺增生的偏方验方有哪些

　　（1）取独头蒜1枚，栀子3枚，盐少许，捣烂，摊于纸上，贴脐部；或艾叶60克，石菖蒲30克，炒热，布包熨脐。

　　（2）食盐500克，生葱250克，将生葱切碎，与盐入锅内炒热，然后取出用布包裹。待温度适宜时熨小腹，冷则易之。一般更替热熨数次，2～4小时见效。

　　（3）取麝香1克左右，置于脐中，并用医用胶布覆盖，每4～5天一换。用于阳虚尿潴留的患者。

患者生活中须注意的诸多问题

前列腺炎患者应怎样面对社会上形形色色的医疗广告

前列腺疾病和心理因素密切相关，患者很容易受到心理暗示并且容易产生轻信心理，因此往往不能辨别是非，很容易受到虚假医疗广告的欺骗。前列腺炎患者通常都有较为严重的心理负担，再加上许多受骗花了很多钱却久治不愈的例子，尤其是一些虚假广告里提到前列腺炎会直接导致不育症、性功能障碍等，更会让患者忧心忡忡。

其实，前列腺炎并不像广告中所说的那样可怕。如果出现了前列腺炎的相关症状，首先应审视自己是否有不良的生活习惯，如酗酒、吸烟、久坐等，经过 1～2 周的自我调整，很多患者的症状就会消失。但是在治疗前列腺炎尤其是顽固性前列腺炎时，大量的虚假医疗广告向患者兜售治疗前列腺炎的所谓"新理念"，漫无边际地夸大治疗效果，致使许多患者轻信虚假医疗广告，不仅没有使病情得到缓解，反而延误了病情、浪费了钱财。因此，前列腺炎患者要摆正心态，正确对待治疗，千万不要被别有用心的虚假医疗广告所迷惑。

哪类宣传尤值得警惕

下面列举虚假广告中常出现的几个方面,尤应引起患者的警惕。

(1)基因疗法与纳米疗法。这类广告主要是借用了"纳米技术",也有广告打出"基因疗法"等新概念,让患者觉得很新奇,认为肯定有效。但此类治疗肯定收费极高,而且也有误导之嫌。尤其需要注意的是,这些技术都没有经过科学验证,用于前列腺炎的治疗只是一种尝试。

(2)介入导融术、消融术与电化学疗法。事实上,无论介入导融术、消融术还是电化学疗法都属于微创手术,对前列腺有一定的损伤,可能形成瘢痕或者炎性结节,造成继发性的前列腺功能障碍,而且这些疗法目前还没有经过充分的科学验证,且收费较高。

(3)点对点前列腺定位介入疗法。采用 B 超等前列腺定位技术,将药物直接注射进入前列腺内,属于有创伤操作并可引发严重的并发症,不宜推广使用,应格外慎重。

(4)注射疗法。一般临床治疗不提倡注射疗法,尤其是对未婚未育的年轻人,因为这一疗法可能造成前列腺损伤和形成纤维化。而且注射进去的有些药物不易溶解,容易造成前列腺损伤和形成纤维化。而且注射进去的有些药物不易溶解,容易造成结石,尤其是某些中药制剂的直接注射。

怎样用健康心理来减轻前列腺炎的影响

慢性前列腺炎具有症状复杂多变、病情迁延难愈和愈后容易复发等特点，因此有很多患者会顾虑重重，对治疗缺乏信心，甚至产生失望情绪，心理上出现种种障碍，而这些不良的心理因素又会影响慢性前列腺炎的治疗效果和预后转归，使原有的病情加重或使之反复发作。因此，有些学者提出前列腺炎属身心疾病。慢性前列腺炎患者的心理障碍远比局部病理损害对人体的影响大，这种认识无疑是有道理的，也是符合实际的。基于以上认识，在治疗慢性前列腺炎时，必须采用综合的治疗方法，而其中的心理疗法是不可或缺的手段。

患者对疾病应持什么心态

慢性前列腺炎患者应该知道所患疾病在治疗上需要一个过程，但并非绝症，要对医生有足够的信任感，积极配合治疗。目前经会阴部将药物直接注射到前列腺包膜下，是治疗慢性前列腺炎比较理想的方法之一。患者应当明白，在治疗中途停药或擅自改变治疗方案，这样会使治疗半途而废。有些患者因为精神压力过大，想尽快治愈，不去接受正规治疗，而是看广告吃药、看广告求医，频繁更换医生和药物，结果非但没能治愈所患疾病，反而加重了病情。还有的患者开始怕治不好，治愈后又怕复发，这些都是不必要的心理负担，应当克服。

医生怎样帮助患者消除顾虑

慢性前列腺炎虽是单一器官疾病，但患者都有心理因素参与。医生在强调药物治疗的同时，还要重视患者的心理治疗。

医生要关心体贴患者，取得患者的信任和配合、切忌态度生硬，回答问题简单，这样会使患者反感、忌医，加重心理负担。久治不愈的患者大多有难言之处，问诊时要避开其他非必要人员，这样患者会有被理解的感觉，减轻其心理压力，同时得到详尽的真实病史，有利于对症治疗。医生应向患者讲解前列腺的解剖生理特点，告知其难治的原因以及与性功能、生育的关系，消除其恐惧心理。鼓励患者增强战胜疾病的信心，还要定期随访使患者有安全感。

家人怎样帮助患者

慢性前列腺炎病因复杂，病理变化多样，病程从数日到数十年不等，临床表现也很多样，无特异性，患者四处求医在效果欠佳时，往往由此引发一些家庭矛盾。如有的妻子怀疑丈夫有性病、有外遇等而吵架、闹离婚，有的因性功能障碍得不到妻子的理解，更有甚者对患者恶语相加，给患者造成巨大的心理、精神压力，导致病情恶化。

因此，患者的妻子先要了解慢性前列腺炎的基本常识和生活中的注意事项，了解自身言行对丈夫治疗疾病的影响，并主动配合丈夫治疗。患者的妻子还可以陪同丈夫治疗，这样在彼此相知的情况下，既可使其不良心理得到医生的疏导，又可密切夫妻关系，有助于解除患者的许多烦恼，使之以良好的心态接受治疗，从而提高治愈率。

前列腺炎患者应怎样进行自我心理调节

慢性前列腺炎的发病机制尚不十分清楚，到目前为止还没有一种特效药物或特效方法能将其根治。所以，患者除了积极配合医生的治疗之外，还要主动进行自我调节，这样才有利于疾病的完全康复。

但有些慢性前列腺炎患者往往有较强的依赖性和被动性，把一切努力全部留给了医生和药物，总是渴望有一种特效药物或特效方法出现使疾病自然痊愈，而不愿主动自觉地配合治疗。慢性前列腺炎患者还由于疾病的久治不愈往往出现人格方面的缺陷，表现为悲观失望，对治疗缺乏信心，认为所患疾病难以治愈，精神负担很重，因此很大程度上影响了疾病的治疗效果。

所以，患者应当保持积极乐观向上的心态，改变消极的思维模式，尽量去看事物积极的一面，树立战胜疾病的勇气和信心，积极配合治疗。心态和思维方式对疾病的预后非常重要。前列腺炎患者要改变懈怠、懒惰、依赖的模式，做事要积极主动，积极参加有效的身体锻炼，热衷于公共事业和社会活动，努力承担起家庭和社会的责任，用行动改变现实。积极参与社会实践可以使患者对疾病的紧张焦虑情绪得到明显的分解与缓解，疾病的症状会因此明显减轻甚至可以消失，有时可能比任何药物治疗都更加有效。

在进行行为模式自我心理调节中一定要掌握一个"度"的问题，尽量不要超过体能限度去过度活动。体力的衰竭必将导致免疫功能及其他功能状态的全面衰竭，对正常人尚且有害，对于前列腺炎患者就更不利了。同时，对行为模式要有所选择，尽量避免一切可能对前列腺不利的行为方式。可以进行慢跑、做操、跳绳、打太极拳等锻炼，这些锻炼项目的强度可以自己控制，健身效果明显，同时使人精神饱满、情绪高涨，有利于疾病的康复。

久坐不动为什么容易引发慢性前列腺炎

从生理学观点看，坐位可使血液循环变慢，尤其是会阴部的血液循环变慢，直接导致会阴前列腺部慢性充血以及瘀血。但一般时间的坐位不会对身体有任何影响。如果因工作或其他原因长期久坐，则会对前列腺造成一定的影响。

这是因为，会阴前列腺部充血，可使局部的代谢产物堆积、前列腺管阻塞、腺液排泄不畅，导致慢性前列腺炎的发生。有学者通过调查发现，慢性前列腺炎患者中，汽车驾驶员占较大的比例，并且不易治愈。因此，从事这方面工作的人要认识到这一现象，在工作中不要长期久坐，在工作之余要适当休息，并注意经常变换体位，这样可以改善前列腺局部充血，减少或避免慢性前列腺炎的发生。

长期骑车为什么容易得慢性前列腺炎

骑车与久坐一样，可造成会阴部及前列腺局部的充血及血液循环障碍，长期如此会导致慢性前列腺炎的发生。而且骑车较坐位更直接压迫会阴前列腺部，尤其是长途骑车更是如此，容易出现会阴部麻木或疼痛、排尿困难、腰部酸软等症状。

因此，在生活中要注意这一问题，尤其是慢性前列腺炎患者更应注意。一般持续骑车时间应在 30 分钟以内，如果路途较长，应在骑车途中适当下车活动一会儿再骑；也可适当调整车座的角度，使其前部不要太高；还可加上海绵垫，使车座柔软舒适，这样可减少前列腺充血，避免慢性前列腺炎的发生和加重。

患慢性前列腺炎后是否一定得禁欲

过度的性生活可导致前列腺炎的发生并加重病情，因此有些患者开始了禁欲生活。实际上，这是很偏激的做法，不但不会给慢性前列腺炎的治疗带来帮助，还会起到相反的作用。

这是因为，前列腺发生炎症时，前列腺液中有很多细菌和炎症细胞，如不进行性生活，前列腺液积聚在腺泡内无法排出，会促使细菌不断繁殖，即使使用有效的抗生素也不会取得满意的效果。而在过性生活时，通过射精动作使前列腺平滑肌收缩，腺液排入尿道，能比前列腺按摩起到更好的引流作用。如前列腺液长期不能排出或长期没有射精，成年男性还会觉得体内有一种胀满感，并有将充满的东西排出去的欲望，如欲望无法满足常会因性冲动引起阴茎勃起及前列腺充血，加重慢性前列腺炎的症状。另外，长期禁欲也会对夫妻感情造成不良的影响。因此，慢性前列腺炎患者应根据自己的年龄和身体状况保持适度的性生活，既不能过于频繁，也不应禁欲，一般保持在 7～10 天 1 次为宜。未婚男青年也应该在 10 天左右排精 1 次，使前列腺保持正常的新陈代谢，加速炎症的消退。

吸烟对前列腺炎患者将产生什么样的危害

烟草是含生物最多的植物之一。吸烟所产生的烟雾中含大量有害成分，主要有尼古丁、焦油、一氧化碳等。吸烟虽不能直接导致前列腺疾病，但与前列腺疾病有密切关系。

因为吸烟能使人体免疫力下降。所谓免疫，是机体在识别自己的基础上，去识别、消灭和消除异物的生理功能。当人体受到细菌和病毒感染时，免疫细胞就能将其吞噬、消灭，这是人体固有的免疫功能。国外学者通过大量实验研究，一致认为吸烟可降低免疫力。慢性前列腺炎患者病程长，很难治愈，如果仍然吸烟，致使免疫力低下，就会影响病情的预后和转归。

吸烟还可致癌。这是因为烟草中的焦油和干馏煤燃烧后会产生煤焦油类物质，含有多种有机化合物，其中含有很强的致癌作用，其他几种虽然没有明显的致癌作用，但却可增强致癌物质的强度，故称为"促致癌物质"。致癌物和促致癌物质联合作用，是诱发和促发人类患癌症的主要原因。成年男性主动戒烟，可降低前列腺癌的发生率。

前列腺炎容易导致性功能障碍及不育症，如果患者是一位烟民，情况就可能更为糟糕，因为吸烟本身就能引发阳痿和不育。科学调查显示，阳痿患者中 2/3 是吸烟者，是不吸烟者发生阳痿的两倍；吸烟者的精子数量与活动力之百分比，明显低于不吸烟者。因此，经常吸烟的前列腺炎患者有性功能障碍及不育症时，除积极治疗外，重要的就是戒烟。另外，吸烟还可导致早衰。研究发现，吸烟者比不吸烟者在外貌上要老化 10%，在生理功能及运动能力方面要老化 5%。

前列腺炎患者为什么不宜饮酒

　　自古以来，酒就与人类结下了不解之缘。酒与民俗、饮食、医药、政治等有密切关系，诸多联系逐渐变成一种酒文化。酒在人类历史上的功过难以评说，大多数人喝过酒，但其中滋味恐怕自己也说不清吧？作为精神生活及物质生活的一部分，酒又让人难以割舍。饮酒对健康有积极作用，许多名人都曾留下与酒有关的佳话，如"李白斗酒诗百篇"，这是酒的兴奋作用；如"何以解忧，唯有杜康"，这是酒的麻醉作用。

　　（1）酒对前列腺会产生消极作用。饮酒对人体尤其是前列腺炎患者有哪些消极作用呢？酒的主要成分是乙醇，乙醇不是人体必不可缺的物质。饮酒后的乙醇很快被胃吸收，其中的 90%～98% 在体内氧化，只有 1%～2% 的乙醇不经氧化而排出体外。大量饮酒时，不经氧化而被排出的乙醇可提高到 10%。老年人体质与功能衰退是必然现象，代谢过程减慢也是必然的，对乙醇的分解能力也降低，而乙醇排出的主要途径是肾脏，故大量饮酒者和老年人饮酒，无

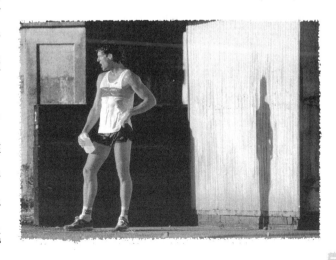

前列腺疾病的治疗与调养

疑加重了肾脏负担，损害肾脏功能，膀胱肌收缩功能降低，可引起排尿困难，这也是饮酒后引发尿闭及加重尿闭的原因之一。有水肿者，饮酒则会加重浮肿。长期过度饮酒，还易损害肝脏功能，形成脂肪肝、酒精肝等疾病。

乙醇具有强烈刺激性，进入人体后可使内脏血液循环加快，扩张血管，尤其以扩张内脏血管最为显著。患急性前列腺炎时应忌酒，以免炎症扩散，引发其他连锁反应。患慢性前列腺炎和前列腺肥大者，大量饮酒也是有害的，因为酒能损害人体内的免疫系统，如使人体维生素缺乏，会降低呼吸道的防御功能，损害肝脏及肾脏，引发贫血等，使细菌、病毒及其他微生物乘机入侵，促使感染及旧病复发。

（2）乙醇危害性腺。研究表明，饮酒对性功能有危害。乙醇是一种性腺毒素，长期过量饮用烈性酒，除引起神经系统慢性中毒外，还可使性腺中毒，男性主要表现为血液中睾酮水平下降，损害睾丸的间隙细胞，使之不能正常产生雄激素和精子，并使体内能合成睾酮的 3 种酶的活性受到严重影响。前列腺炎本身就易造成阳痿、不育，治疗上也较棘手，如患者平素有饮酒嗜好，很容易加重病情。因此，慢性前列腺炎患者不可饮酒过量，如有尿闭者则必须忌酒。

前列腺炎患者冬季应注意什么

天气寒冷对男性的前列腺具有很强的不良影响。寒冷天气可以使交感神经兴奋性增强，让前列腺敏感地发生腺体收缩、腺管和血管扩张，造成慢性充血，导致尿道内压增加而引起逆流，加重前列腺液的瘀积，容易导致前列腺炎的发作，出现尿频、尿急、尿痛、会阴及睾丸疼痛等症状,一些人还会体会到内裤常湿的尿滴沥的情况。另外,寒冷天气还可以使人的免疫功能受到一定的削弱,容易感染疾病。那么,在寒冷的季节里,为了避免或减轻前列腺炎的症状,患者应注意哪些问题呢?

(1)多饮水。天气变冷后,许多人的饮水量不如从前多了,饮水的减少必然会使尿液浓缩,排尿次数减少,而尿液内的有毒物质对前列腺及其他脏器(肾脏、膀胱等)的健康很不利。因此,在寒冷的季节里仍然提倡多饮水、多排尿。每天饮用两升以上的开水或茶水,这样可以通过尿液来充分冲洗尿道,有利于前列腺分泌物的排出,预防前列腺的重复感染。即使是对于尿频的前列腺炎患者也要多饮水。为了避免睡眠后膀胱过度充盈、频繁起夜而影响休息,可以在夜间减少饮水量,而在白天多饮水。

(2)勿憋尿。多饮水,加上在冬天经常会有尿意,有些人会嫌频繁小便太麻烦而憋尿,这是不可取的。憋尿会让膀胱过度充盈,压迫前列腺。对于前列腺炎患者来说,这样容易造成尿液返流,给高位脏器(肾脏和输尿管)带来危害,甚至造成肾功能衰竭,还可因逼尿肌松弛而发生排尿困难和尿潴留。如果患者突然不能排出尿液,并出现膀胱内胀满和疼痛感,则是发生了急性尿潴留,需要紧急救治,可到急诊室内通过导尿管将尿液排出。

(3)注意保暖。在寒冷的季节里,大多数人都会主动添加衣服,但个别追求"时尚"的男性,为了保持良好的形体效果,容易忽视对前列腺的保暖,穿得太少容易诱发前列腺炎或加重病情,对前列腺的健康造成了潜在的威胁。局部保持温暖的环境使前列腺和输精管道内的腔内压力减小，平滑肌纤维松弛，减少了出口的阻力，使前列腺液的引流通畅。保暖还可以减少肌肉组织的收缩，从而使前列腺的充血、水肿状态得到恢复。总之，在寒冷的季节里要注意添加衣服，不要受凉，尤其是前列腺局部的保暖措施一定要到位。

前列腺炎患者的保健与运动

慢性前列腺炎患者经常进行体育锻炼有什么好处

前列腺作为男性生殖器官中最大的附属性腺,对性功能、生育功能具有重要的作用。前列腺炎发炎时会有不同程度的充血、水肿,并会带来诸多不适症状。有不少慢性前列腺炎患者担心体育锻炼会加重前列腺的充血程度,因而不愿参加体育锻炼,这种想法和做法是不正确的。适当的体育锻炼不仅不会加重病情,相反还可以帮助局部炎症的消退和前列腺功能的改善。这是因为:

(1)体育锻炼后,全身包括前列腺局部的血液循环加快,这对消灭前列腺内部的病原微生物、促使炎症的消退有一定的帮助。

(2)适当的体育锻炼能充分发挥药物治疗的作用。通过体育锻炼加速血液循环,能将平时不易到达前列腺的药物迅速送达前列腺,提高前列腺内药物的浓度。

(3)体育锻炼可以消除不少因慢性前列腺炎引起的不良症状,如腰膝酸软,小腹、会阴等部位胀痛不适及神经衰弱症状。

（4）体育锻炼后前列腺局部血液循环加快，可使前列腺分泌旺盛，增多的分泌液体可将细菌稀释，也可通过排尿或排精等方式将病原体排出体外。

当然，在选择体育锻炼时，应避免自行车、摩托车、骑马等，因为这些项目均需采用骑跨式坐位，对原来正充血、水肿的前列腺会产生不良影响。

前列腺炎患者健身体操怎样做

体操运动有活血化瘀、通利关节、放松情绪、增强抵抗力的作用。慢性前列腺炎健身体操中的各种锻炼方式大多有收缩会阴肌肉、上提肛门的动作。这种方式可以加速会阴部血液循环，提高肌肉张力，加强抵抗力。

慢性前列腺炎健身体操应该在自我按摩之后进行，当然也可以单独操练。慢性前列腺炎的医疗体操共13节，练习时，根据患者的体力情况和时间多少，可以全套练习，也可以只做几节。每节的动作可以仅做2～3次，也可以连续做十几次，但是第九、第十节、第十一节不应省略。

第一节：取仰卧位，两手枕于头后，双腿伸直，双足稍分开。吸气时用力收缩臀部肌肉，同时紧缩上提肛门，坚持5～10秒，然后随呼气放松肌肉。重复3～5次。

第二节：取仰卧位，两手枕于头后。屈膝足着床，两足略分。用力将腰背及臀部上抬，吸气同时收缩会阴部肌肉并上提肛门，坚持5～10秒，然后随呼气放松肌肉，姿势还原。重复3～5次。

第三节：取仰卧位，两腿伸直，两臂置于身侧，掌心朝下。

吸气时两臂保持伸直以肩为轴向上向后抬至头上,然后呼气并将两臂收回。重复 3～4 次。

第四节:取仰卧位,弯左腿,吸气时用双手将左膝抱膝至胸前,呼气时还原,换右腿同样运动。各做 5～10 次。

第五节:取坐位置臀部于座椅前,双手伸直扶持座椅两侧,双膝弯曲自然分开与肩同宽。缓缓吸气,挺胸挺腹并抬头,以臀部由左向右旋转上体;然后收腹低头,呼气并由右向左旋转上体。重复 5～6 次。

第六节:准备姿势同上节,两手掌紧按双膝,吸气并全身绷紧肌肉 10～15 秒,然后放松并呼气。重复 5～10 次。

第七节:取直立位,双臂抱合,右手握左肘,左手握右肘,以双手触及双膝。吸气并上提肛门,坚持 10 秒后呼气并放松肌肉,体位复原。重复 3～4 次。

第八节:取俯卧位,前额枕在双臂上,自然呼吸,双腿交替抬高。各重复 10 次。

第九节:动作如上节,右腿抬高后向外侧分开并坚持 30 秒,放回原处换另一腿练习。重复 3～4 次,每练习一次可休息 2 分钟。

第十节:盘腿坐位,右小腿置于左小腿之上。上身挺直,双手掌按在双膝上,吸气并收缩会阴肌肉,上提肛门,坚持 10 秒,然后呼气并放松肌肉。重复 4～5 次。

第十一节:盘腿坐位,左腿伸直,右腿弯曲,右足跟尽可能靠近会阴,两手按在双膝上,吸气并前躬上身,下巴紧贴胸前,收缩会阴肌肉并上提肛门,双手指尖触左足尖,呼气时肌肉放松,体位复原。重复 3～5 次后左右腿交换。

第十二节:上身直下身跪,两足趾靠拢,足跟向外侧分开，臀部坐在足掌上，腰背挺直，用大拇指触摸足跟，其余手指触摸足底，吸气时紧缩会阴肌肉并上提肛门，呼气时放松。重复5次。

第十三节：仰卧位，双足双腿并拢，双手倒叉腰下，将双足、双腿和腰背尽量抬起并伸直，停留30秒放下。重复5次。

慢性前列腺炎患者应怎样练习气功

气功疗法作为我国传统文化中的一朵奇葩，它能通过不同的功法，调息、调心、调身，最终达到强身健体、防病治病的目的。气功疗法不但可用于治疗慢性前列腺炎，而且对于部分患者疗效相当好。

由于慢性前列腺炎的局部症状较为突出，故在应用气功疗法时，必须对症选择功法练习，常用的有提肛吐纳功、返回强壮功、点穴按摩功、提肾功等。因提肾功简单易行，故将其操作方法详细介绍如下：

（1）端坐于50～60厘米高的凳子上，双脚踏地，脚同肩宽，双手自然置于大腿上，掌心向下向上均可。坐时不能坐满凳。

（2）集中意念于会阴部，随着呼吸，会阴部一提一放，一紧一松，即使暗劲往上往里提缩，如忍小便状。

（3）采用腹式呼吸法，即呼气时收腹，同时略用力将会阴部上提；吸气时将会阴部随腹部鼓胀而下放。熟练后，可随意呼吸，随时提放。每日练功3～5次，每次以20遍左右为宜。间隔练功。需要注意的是，高血压患者应减少每次提缩会阴的次数，失眠患者睡前不宜练功。

前列腺疾病患者的
饮 食 调 养

外国专家通过一项实验研究发现,前列腺液中含有一定量的抗菌成分。进一步研究证明这种抗菌成分的物质是一种含锌蛋白,其主要成分是锌。

前列腺炎患者的日常饮食原则

前列腺炎患者平时为什么应重视补锌

前列腺液中的主要成分除了蛋白质、有机物外，还含有较多的微量元素，其中锌占有很大的比重。已有研究发现，人体前列腺组织中的锌含量远高于机体其他组织中锌的含量。那么，锌在前列腺组织中到底起什么作用呢？

外国专家通过一项实验研究发现，前列腺液中含有一定量的抗菌成分。进一步研究证明这种抗菌成分的物质是一种含锌蛋白，其主要成分是锌。这一抗菌成分能影响炎性细胞的吞噬功能，其抗菌作用与青霉素相似，故将其称为"前列腺液抗菌因子"。研究发现，患有慢性前列腺炎时，锌含量明显降低并难以提高。正常的前列腺液锌含量为 567.5 ± 49.4 $\mu g/ml$，非细菌性前列腺炎患者为 324.5 ± 34.9 $\mu g/ml$，细菌性前列腺炎患者为 135.6 ± 281 $\mu g/ml$。结果证实，发生炎症时的前列腺液锌含量明显降低，细菌性前列腺炎患者的锌含量更低，而经过中药前列腺汤治疗后，随着前列腺炎症的改善或治愈，锌含量也可逐渐恢复正常，说明锌与慢性前列腺炎的发病及转归有明确的相关性。

因此，专家常用含锌的药物治疗前列腺炎。在日常饮食中，前列腺炎患者也应注意补锌。由于人体本身不能储存太多的锌元素，中年以上的男性，应注意常吃含锌的食物。已知含锌最多的食物是牡蛎，所有种子及坚果均含丰富的锌元素，其他含锌丰富的食物还有牛奶、新鲜豌豆、胡萝卜、菠菜、香菇、海鲜等。

前列腺炎患者补锌为什么应首选苹果

前列腺炎患者，其前列腺液及精液中的锌元素含量均会降低，慢性前列腺炎患者其含锌量低得更明显。锌在血液中及前列腺液中的含量多少，与杀菌抗菌有关。临床中发现，已治愈的慢性前列腺炎患者，如体内含锌量持续不足易使疾病复发；体内锌元素含量恢复正常者，前列腺炎的复发率低。

服锌药与吃苹果相比，苹果汁优于锌药，苹果汁越浓越好，常吃苹果是一种有效的食疗。补锌首选是吃苹果。苹果不但锌元素含量高，更是美味可口、老少皆宜的水果。欧洲人称苹果为"天然牙刷""天然良药"，具有防高血脂、防中风、防肠癌的功能。每个苹果中约含食物纤维 5 克，通过对 14 名糖尿病患者的研究，每天进食 15 克食物纤维，16 周后，他们血液里脱辅基蛋白 A-1 明显增加，而脱辅基蛋白 B 则减少。脱辅基蛋白可使不能直接溶于血液的脂肪变成水溶性的。脱辅基蛋白 A-1 能抑制动脉硬化，而脱辅基蛋白 B 则有促动脉硬化的成分。苹果纤维能预防动脉硬化，已得到实践的确认。苹果纤维还能通便，还有益于乳酸杆菌在肠道内发挥其活跃作用，也有益于机体抗癌。

据芬兰医学家一项 25 年的流行病学调查研究表明：常吃苹果者，肺癌的发病数减少 58%，其他癌症的发病数也减少 13%。苹果有降血压的作用，与其含钾元素有关。吃硬苹果可使口腔肌肉收缩，促进大脑的活动，有健脑之功效。吃苹果血糖上升值很小，中性脂肪会减少，糖尿病患者也不必忌苹果。

喝茶对前列腺炎患者有哪些益处

茶起源于我国，现已遍布世界，已被世界公认为三大饮料之首，西方人也提倡喝茶，认为喝茶优于喝其他饮料。对茶的最早认识是解毒，"神农尝百草，日遇七十二毒，得茶而解之"。最早的用茶记载始于殷，到宋代已成为百姓的生活必需品，所谓"开门七件事，即"柴、米、油、盐、酱、醋、茶"。

茶叶归纳起来主要分为六大类：绿茶、红茶、青茶、黄茶、黑茶与白茶。茶中所含营养成分，主要是蛋白质、氨基酸、糖类、脂肪、多种维生素和矿物质。

茶对人体的生理作用、药理作用有兴奋、利尿、强心、解痉、减肥、防龋齿、抗菌抑菌、抑制动脉硬化、增强毛细血管的韧性、抗致癌细胞、抗辐射等。中医认为，茶有解毒、降火、开胃、消食、通便、除烦、益智、开窍、醒神等功效。

现代研究认为，茶有增强记忆力、防止痴呆之功效。实验研究发现，红茶和绿茶都能抑制大脑中某些生物酶活性。常喝茶利于抑制乙酰胆碱酯酶的活动，这种酶能破坏神经传递素乙酰胆碱，而早老性痴呆症的症状就是由于乙酰胆碱酯酶下降而导致的。英国人的早餐必不可少的就是茶。

茶还能减慢慢性前列腺癌的发展速度，日本科学家发现，绿茶中的儿茶酚是一种抗癌中介蛋白质。茶叶内还含有防止非黑素瘤（皮肤肿瘤）的成分，绿茶还能提高卵巢癌患者的生存率。茶作为保健饮料，适宜各类人群经常饮用。可惜的是年轻一代都喝起五花八门的瓶装饮料，不知茶的多种功效和作用。

各类前列腺疾病患者怎样选茶

在我国，喝茶是有讲究的。一般是年轻人喝绿茶，老年人喝红茶；夏季喝绿茶、青茶和白茶，冬季喝红茶、黄茶。对于患者更应区别对待。

对于患前列腺炎疾病，一般而言，患前列腺肥大兼有习惯性便秘者，宜饮红茶，以达到补虚通便之功用；形体肥胖的前列腺肥大者，可常饮乌龙茶或普洱茶，起减肥、降脂、通淋之功用；前列腺肥大者在缓解期，可常饮花茶，如玫瑰花、茉莉花，以发挥散结、利尿之功用；前列腺癌患者应常饮绿茶或红茶，可防止癌症发生、发展，尤其是前列腺癌经放疗后，更应喝茶，可抗辐射伤害及防白细胞减少。慢性前列腺炎患者平时也应适量喝茶。如伴有心神不安、失眠、心烦等神经衰弱症状时，则不宜喝茶，因茶中有咖啡碱、可可碱、茶碱等兴奋性物质，具有兴奋神经中枢及心脏的作用。急性前列腺炎伴有发热时也不宜喝茶，因茶除降低药效外还能升高体温，这是茶碱的作用。慢性前列腺炎伴有胃溃疡病、慢性胃炎、慢性肠道病患者也不宜喝茶，因茶可刺激胃黏膜，增加胃酸分泌，不利于溃疡愈合。体质差者不宜喝茶，因为茶中的鞣酸影响铁与蛋白质的吸收。

前列腺炎患者为什么要控制辛辣饮食

辛辣饮食对前列腺和尿道具有刺激作用，食用后会引起前列腺的血管扩张、水肿或导致前列腺的抵抗力降低。通常可引起前列腺不适症状，并有利于前列腺寄居菌群大量生长繁殖而诱发急性前列腺炎，或使慢性前列腺炎的症状加重。但在调查中发现，造成前列腺充血的主要食品为酒类和辣椒，也并不是所有食用者都会发生前列腺炎。

我国北方地区气候严寒，人们喜欢饮用烈酒，而一些南方热带地区居民喜欢食用辣椒，但也未见前列腺炎较其他地区高发，关键是要掌握一个"度"的问题，并且对具体的个体要遵循个体化的原则。其他一些刺激性的食品，如鱼、虾、鸡肉、牛肉、羊肉、狗肉或其他食品等，并不会造成前列腺的过度充血，因此没有必要过分渲染刺激性食品的致前列腺炎作用。

有时，反而是由于惧怕刺激性食品会引起前列腺炎，不但给人们的日常生活带来很多不便，而且还会造成营养与发育不良的严重后果，从而影响到机体的免疫功能。一些曾经患有前列腺炎但已经治愈者长期对某些食品保持回避的态度，甚至一些正常人也拒绝食用这些食品，这种做法大可不必。

适宜前列腺炎患者的食物有哪些

◈ 小麦

味甘,性平,有补心养肝、除热利尿之用。《名医别录》中记有:"除热,止烦渴,利小便,养肝气,止漏血。"本品对体质虚弱、小便不利者可当做主食。

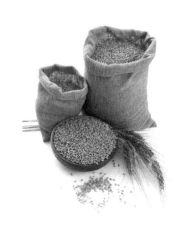

◈ 玉米

味甘,性平,有补中健胃、除湿利尿之用。本品适用于脾虚、小便不利的前列腺疾病患者。

◈ 薏苡仁

本品是一种重要中药,又是"八宝粥"中的"一宝",在粮食中可谓食医兼用的代表之一。本品味甘、淡,性凉,有健脾补虚、清热排脓、祛风除湿之功效。

《食鉴本草》记有:"煎服破毒肿、祛脚气、利小便热淋。"食本品可治小便赤痛、热淋、石淋、前列腺脓肿,对前列腺癌也有治疗作用。

◈ 高粱

味甘,性平,有健脾益中、开胃渗湿之功。《四川中药志》记有:"治霍乱、下痢及湿热小便不利。"前列腺疾病属湿热下注者为多,食本品为宜。早在《黄帝内经》就有以其治病的方名。

◈ 绿豆

味甘,性寒,有清热解毒、消暑生津、利水消肿之功效。《备急千金要方》中说:"治产热、热中、卒僻,利小便、胀满。"本品适用于一切热毒证及湿热小便不利者。对急性前列腺炎尤为适宜。

◈ 黑豆

味甘,性平,有清热解毒、利水消肿、调中强身之功效。《本草纲目》中说:"宽中下气,利大肠,消水胀,治肿毒。"前列腺疾病患者既有小便不利又有大便秘结者最宜食之。

◈ 赤小豆

味甘,性平,有健脾利水、清热解毒、解毒排脓之功效,也是一味常用中药。《食物本草会纂》中说:"主下水,排脓血,祛热毒,通小便,消肿满。"本品清热利湿作用强,对急性前列腺炎最适用。凡湿热所困,有小便淋沥者均宜用赤小豆煮汤服。

◈ 扁豆

味甘,性平,有健脾和中、消暑化湿之功效。《本草纲目》中说:"止泄泻,清暑,除烦热,止消渴。"也是一种常用中药,常用做夏季辅助食疗之用,前列腺疾病有胸满、小便不利者适宜用之。

◈ **豌豆**

味甘,性平,有益气和中、利湿解毒等功效。

《食物本草汇纂》中记有:"煮食治寒热,除吐逆,止泄痢,利小便、胀满。"凡见小便短赤、腹胀者可食。

◈ **冬瓜**

味甘、淡,性微寒,有清热利水、解毒生津之功效。《名医别录》中记载:"主治腹水胀,利小便,止渴。"本品利水而不伤阴,是治疗慢性前列腺炎、前列腺肥大者最常用的佳品。

◈ **南瓜**

味甘,性温,有补脾利水、解毒杀虫之功效。《滇南本草》中记有:"横行经络,利小便。"本品熟食,可治疗慢性前列腺炎、脾虚、小便不利。

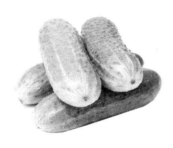

◈ **黄瓜**

味甘,性凉,有清热止咳、利水解毒的功能。《日用本草》中记有:"除胸中热,解烦渴,利水道。"凡小便热涩赤痛者可常吃。

◈ **瓠瓜**

味甘,性平,质滑,有清热利水、解毒止渴之功效。《日华子本草》记有:"除烦、治心热,利小肠,润心肺,治石淋。"可治热毒证、五淋证。

◈ **丝瓜**

味甘,性凉,有清热凉血、化瘀解毒之功效。《本草纲目》中记有:"祛风化瘀,凉血解毒,治大小便下血。"凡因湿热损伤脉络,有尿中带血及血尿者均可常吃。

◈ **菜瓜**

味甘,性寒,有清热利尿、生津解毒之功效。《本草拾遗》记有:"利小便,祛烦热,解酒毒,宣泄热气。"凡属热性病,有身热、口渴、小便短赤者,可作辅助治疗。

◈ **苦瓜**

味甘、微苦,性寒,有清热解毒、祛暑明目之用。《本草纲目》记载:"苦寒,无毒,除邪热,解疲劳,清心明目。"前列腺炎患者、有体虚而热毒炽盛者可多食。

◈ **茄子**

味甘,性寒,有清热解毒、活血消痛之功效。《随息居饮食谱》中说:"甘凉,活血,止痛,消痈。"凡小便热、会阴部胀痛者最宜食之。

◈ **大白菜**

味甘,性微寒,有清热利水、解毒养胃之功效。《滇南本草》中说:"走经络,利小便。"现代研究发现,大白菜中锌含量不仅在蔬菜中屈指可数,而且比肉类、蛋类含量还高,对慢性前列腺炎有直接治疗作用。

◈ 芹菜

味甘,有香气,性微寒,有清热利尿、平肝凉血之功效。《本草逢源》中说:"清理胃中湿浊。"现代研究发现,芹菜具有利尿作用,凡小便不利、尿有白浊、口苦目赤者均可多食。

◈ 莴笋

味甘,微涩,性微寒,有清热利尿、理气化痰之功效。《本草纲目》记有:"利小便,杀虫解毒。"对急、慢性前列腺炎有小便淋沥、尿血者均可食用。

◈ 苋菜

味甘,性凉,有解毒利尿、清肝通络之功用。《滇南本草》中记有:"治大小便不通,去寒热,能通血脉,逐瘀血。"前列腺炎出现肝经湿热,有口苦目赤、胸胁痛、小便淋沥者可食。

◈ 茭白

味甘,性寒,有清热除烦、解毒利湿之功效。《本草拾遗》中记有:"利大小便,止热痢,解酒毒。"有湿热内蕴、小便不利、身体困倦、心烦胸闷者食之。

◈ 芫荽

味微辛,气香,性温,有醒脾调中、发散利尿之功效。《嘉祐本草》中说:"治五脏,补不足,利大小便,通小腹气。"本品与芹菜均为伞形科一年生草本植物。所含利尿成分为芳香族内酯。对久病阳虚,有小便不利、会阴胀凉、畏寒、脘闷腹胀、食欲不振者均可食用，是治疗慢性前列腺炎的佳品，也可煎水外洗阴部。但热毒盛者不宜食用。

◈ 香椿叶

味微苦，气香，性平，有开胃化湿、解毒杀虫的功效。《陆川本草》中记载："健胃，止血，消炎，杀虫。"可生吃与炒食，食欲不振、小便短涩者可食用。

◈ 黄花菜

味甘，性平，有清热解毒、止血利尿之功效。《本草纲目》中记载："通结气，利胃肠。"凡小便涩痛不利、尿血、心烦口苦者均可食用，还可治痛风。

◈ 绿豆芽

味甘，性平，有解毒利三焦的功效。《本草纲目》中记载："解酒毒、热毒，利三焦"。凡有热毒壅滞三焦，有口渴、烦躁、大小便不利者可食。凉拌为优。

◈ 蕹菜

即空心菜。味甘，性寒，有清热、通利二便之功效。《陆川本草》中记载："治胃肠热，大便结。"有小便短赤不利、大便干结者可食用。

◈ 小蓟

土名有刺脚芽、刺儿菜、蓟蓟菜等。本品生于田间、路边、园林、沟岸，全国大部分地区均有，是多年生草本植物，四季可见，实为一种常用药。旧社会不少贫困家庭在开春前后当饭吃，可谓药食兼用的代表食物。

本品味甘，性凉，有凉血止血、解毒消痈之功效。现代药理证明，它有很好的止血功效和广泛的抑菌作用。对于前列腺疾病有出血征象者应充分食用。

◈ **紫苜蓿**

别名苜蓿菜。味甘、微苦，性平，有清热解毒、利大小肠之功效。全国大部分地区均可找到。适用于各种淋证及大便干结者。

◈ **马齿苋**

别名马齿菜、长寿菜。味酸，性凉，有清热解毒、散瘀消肿之功效。现代研究已知其含有大量去甲肾上腺素、多巴、多巴胺、各种维生素、钙、磷、苹果酸、柠檬酸、生物碱、黄酮类及强心苷等。其水煎剂对各种痢疾杆菌、大肠埃希菌、金黄色葡萄球菌及某些真菌有抑制作用，对急、慢性前列腺炎均有疗效。

◈ **槐花**

即中国槐的花，常用的为花蕾，中药名为"槐米"。味淡、气香、性凉，有清热解毒、凉血止血之功效，是一味常用中药及茶药兼备的佳品。

现代研究认为，槐花含芸香苷（花蕾中含量最多，花开放后减少），有桦脂醇、槐花二醇，水解后生成槲皮素及葡萄糖、鼠李糖，还含槐花米甲素、乙素、丙素，可起到保护血管的作用。

◈ 荠菜

别名护生草。味甘、气香,性平,有开胃消食、利湿通淋、凉血止血之功效。全国各地均有野生。现已人工种植,为高档蔬菜,在冷冻水饺中,有一种就是用荠菜做馅,其味特别鲜美。前列腺炎属肝气不疏、脾为湿困,有口苦、目涩、胁痛、小便短赤及血尿者可以此食疗。

◈ 蒲菜

别名香蒲、甘蒲、蒲黄草。味甘,性凉,有清热解毒、凉血利尿之功效。本品主要产于东北及华北各地的沼泽地区。其花粉名"蒲黄",是常用的凉血、止血、活血、去瘀中药。食其嫩根,对前列腺疾病伴有血尿者有辅助治疗的作用。

◈ 苤蓝

味甘、微辛,性凉,有解毒利水、祛风化痰之功效。《滇南本草》中说:"治脾虚热盛,中膈存痰,小便淋浊"。凡见小便淋沥、尿有白浊、脘腹痞满者可食。

◈ 蒲公英

别名黄花苗。味微苦,略有甘味,性寒,是一种常用中药,有清热解毒、消痈散结、通乳退黄、清湿热治淋证等功效。已知其含蒲公英甾醇、胆碱、菊糖和果胶等成分。其水提取物有广谱抗菌作用,各种前列腺疾病患者均可食用,可谓有益无害之品。

◉ 鱼腥草

别名侧耳根、臭菜。味辛，气腥，性微寒，有清热解毒、利尿通淋之功效。云、贵、川等西南地区民众喜凉拌其根食用，有开胃化腻之用。现代研究认为，鱼腥草中的主要成分是鱼腥草素、甲基壬酮、桉叶烯、癸酸等，还含有槲皮素苷、异槲皮苷素等。其水煎剂对多种革兰阳性及革兰阴性菌有抑制作用，如对金黄色葡萄球菌、肺炎球菌、溶血性链球菌、大肠埃希菌等均有较强的抑制作用；其所含的槲皮素苷有利尿强心作用。本品适用于各种伴有感染的前列腺疾病，实为不可缺少的一味治疗泌尿系统疾病的良药。

◉ 西瓜

味甘，性寒，有清热解暑、生津利尿之功效。全国各地均有种植，品种不断增加。最适宜于急、慢性前列腺炎患者食用。

◉ 甜瓜

味甘，性寒，有清暑利尿、通利三焦之功效。甜瓜品种多，外观及口味各异。本品有较好的利尿养阴作用。肠胃功能好的前列腺炎患者有小便不利症状者可尽量食之。

◉ 柑

味甘、酸，性凉，有益胃生津、理气利尿作用。味虽酸，但却为碱性食品。小便淋涩、小腹胀满者可食之。

◉ 香蕉

味甘，性凉，有清热润肠之功效。含钾多，因排尿过多、出汗过多而失钾者,食用可补钾、润肠。适用于前列腺疾病有尿频而便秘者。

◈ 葡萄

味甘、酸,性平。有滋阴生津、补气利尿之功效。适用于慢性前列腺疾病、气阴两伤,有气短、咽干、小便淋涩者。

◈ 桃

味甘,气香,性温。有补气生津、活血消积之功。桃的品种很多,主要分普通桃及蟠桃,变种极多,但以各种水蜜桃为佳。患前列腺疾病者,久病多有瘀滞,食此为宜。

◈ 无花果

味甘,性平,有健脾调中、消肿解毒之功效。该果除含有丰富的营养成分外,现代研究含有抗癌成分。故患前列腺肥大和前列腺肿瘤者宜多食之。

◈ 猕猴桃

味甘、酸,性寒,含有丰富的维生素 C。有清热解毒、止渴通淋之功效。本品起源我国,即中华猕猴桃,颇受欢迎,品种也多,南北各地的山区均有天然分布。凡有小便淋沥涩痛及血尿者均可食,还有利尿化石之用。

◈ 枳椇

又名拐枣。味甘、微酸,性凉,具有生津利尿、补中除烦之功效。是一种古老的野生果实,因为有解酒之良效,目前不少省份均在栽培。本品的利尿效果好,又无任何不良反应,故前列腺疾病患者均可食用。

◈ 榛子

味甘,性平,有补中益气、开胃利尿之功效。榛子品种以北方与西南部的为优。患前列腺疾病有二便不利者食之最为有益。

◈ 甘蔗

味甘,性凉,有除烦止渴、养阴补虚之功效。古代,我国南方有大面积的野生甘蔗林,是制糖的原料。泌尿系统感染,喝甘蔗汁有很好的疗效。前列腺疾病多与泌尿系统感染并存,故也适用于前列腺疾病患者。

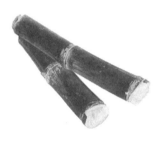

◈ 猪肉

味甘、咸,性平,有补肾养血、滋阴润燥之功效。《随息居饮食谱》中说:"润肌肤,利二便。"口感也正,大饭店厨房里常可见一副对联"百菜唯有白菜美,诸肉还是猪肉香"。本品适用于前列腺疾病有阴虚燥热、二便不利者。

◈ 牛肉

味甘,性平,有补脾气、强筋骨、利水湿之功效。《本草纲目》中说:"补虚壮健、强筋骨、消水肿、除湿气。"本品平补阴阳,适用于各种虚损兼水气不利者。

◈ **兔肉**

味甘,性凉,有补中益气、凉血解毒之功效。《本草纲目》中说:"凉血,解热毒,利大肠。"本品适用于前列腺疾病出现虚实夹杂证的患者。

◈ **蛇肉**

味甘、咸,性平,有祛风散瘀、滋阴养胃之用。《本草纲目》中说,蛇肉"通治诸风,杨梅疮(梅毒),痘疮倒陷"。蛇肉适用于性病性前列腺疾病患者。

◈ **鸭肉**

味甘、咸,性平,有补气利水、滋阴养胃之功效。《名医别录》中谓鸭肉有"补虚除热,和脏腑,利水道"的作用。本品适用于慢性前列腺疾病、久病伤阴、小便不利者。

◈ **鹌鹑肉**

味甘,性平,有补中利水的功效。《本草求原》中记述鹌鹑肉有"补土续气,调肺利水湿,治腹大如鼓"。本品适用于病属脾虚而见水肿的前列腺疾病患者。

◈ **鲫鱼**

味甘,性平,有温中补虚、健脾利湿之功效。《本草纲目》说"鲫鱼合小豆(指赤小豆)煮汁服,消水肿"。凡有脾虚水肿、小便不利者均可常食。对老年慢性前列腺疾病患者均宜。

前列腺疾病的治疗与调养

◈ 白鲢

味甘，性温，具有温中利水之功效。《本草纲目》中说鲢鱼"甘温无毒，温中益气"。慢性前列腺疾病有阳气不足者，如无力、怕冷、小便不畅等证者可食用。

◈ 青鱼

味甘，性平，有养肝益肾、补气化湿之功效。《开宝本草》中说青鱼"甘平，无毒，主脚气（不是指真菌感染的脚气，是指营养不良的腿肿），湿痹"。本品适用于肝肾不足、头晕目眩、腰膝酸软、小便淋沥的患者。

◈ 鲈鱼

味甘，性平，有补肝益肾、健脾利湿之功效。其肉细腻，无肉刺，腥味也轻，适用于老幼不善吃鱼者食用。《嘉祐本草》中说鲈鱼"补五脏、益筋骨、和肠胃、治水气"。凡有脾虚小便不利、肝肾不足的腰膝酸软者均宜食用。

◈ 鲅鱼

味甘，性平，有健脾利水、补虚开胃之功效。《开宝本草》中说鲅鱼有"开胃下食、祛水气、令人肥健"的功效。本品适用于食欲不振、脘腹胀满且食后尤甚、小便淋沥的前列腺疾病患者。

◈ 竹鱼

味甘，性平，有补虚健体、除湿利尿之功效。《本草纲目》中说竹鱼有"和中益气，除湿气"之用。本品适用于正气不足、小便淋沥不爽者。

◈ 乌鳢

味甘，性寒，有养血补虚、清热利水之功效。该类鱼是少有的寒性鱼。《医林纂要》中说乌鳢有"补心养阴，澄清肾水，行水渗湿，解毒祛热"等功效。本品适用于急性前列腺炎患者。凡有湿热下注导致淋沥而涩痛者可食之。

◈ 银鱼

味甘，性平，有滋阴润肺、补气利水之功效。《医林纂要》中谓银鱼有"补肺清金，滋阴，补虚劳"之效用。该鱼适用于前列腺疾病合并肺病病变者，如前列腺癌转移至肺者更为适用。对气阴两虚的小便不利者，有补气利尿的作用。

◈ 鲤鱼

味甘，性温，有温中利水之功效。《本草纲目》中说鲤鱼"煮食，下气，利小便"。本品利水作用强，可用于前列腺疾病，热毒不盛但小便不利者。

◈ 鲮鱼

味甘，性平，有补气益脾、利湿行水之功效。《食物本草》中说鲮鱼有"通小便，治膀胱结热"之用。对泌尿系统感染、小便热涩淋沥、尿中带血者食此鱼为好。前列腺疾病患者多与泌尿系统感染伴发，故可食此鱼。

◈ 鳖

又名甲鱼、元鱼。我国大部分地区均有分布。味甘,性平,有滋阴养血、补虚益气之功效。慢性前列腺炎有阴虚烦热者可常食之。

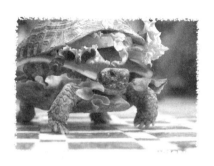

◈ 鲍鱼

又名石决明肉。主产于我国沿海一带。味甘、咸,性平,有滋阴益精、清热利湿之功效。本品最适用于久病伤阴、湿热未尽,证见小便不利、湿热不爽、潮热盗汗的患者。

◈ 田螺

又名池螺、螺蛳等。我国大部分湖泊、沼泽、水田中皆有分布。味甘、咸,性寒,有清热利水、解毒消痈之功效。适用于五淋、小便赤涩、尿痛、尿血等症。

◈ 蛤蜊

又名蛤子、吹潮等。在我国沿海的浅海泥沙中均有分布。其味甘、咸,性寒,有滋阴利水、化痰软坚之功效。小便不利、血淋、浊淋、痛淋患者均可用之。

◈ 蛏

又名蛏子、缢蛏。蛏有多种,以缢蛏分布广泛。其味甘、咸,性寒,有清热利湿、滋阴除烦之功效。本品适用于湿热下注、小便淋涩不畅等症。

◈ 牡蛎

又名海蛎子、蚝肉。生活在沿海或河流入海口处。有专门养殖者。其味甘、咸,性平,有清热解毒、滋阴养血之功效。本品可用于尿频而灼热的热淋尿痛、口干舌燥等伤阴之前列腺炎患者。

◈ 蚶

又名蚶子、瓦楞子。本品生活在浅海泥沙中,我国沿海均有分布。其味甘、咸,性温,有温中健胃、补血散瘀之功效。适用于慢性前列腺炎、前列腺肥大属阴虚血瘀,有畏寒、小腹疼痛、会阴胀满者。

◈ 田鸡

又名青蛙。我国大部分地区只要有水存在的地方就有其生存。其味甘,性凉,有清热利尿、解毒补虚之功效。适用于小便热涩赤痛或兼水肿者。

前列腺疾病患者日常饮食调养方案

各类主食食谱

◆ 四喜卷

用料：面粉 250 克，发面 500 克，豆油 100 毫升，碱适量。

制法：

① 面粉内放入发面，用约 125 毫升温水与适量碱液，和成发酵面团。

② 揉匀稍按，将面团擀成薄片，刷上一层豆油，上撒一层薄面，从上、下各向中间对卷呈双筒状，靠拢后，将卷好的面筒上下翻个儿，用刀横切 25 克一个的小段儿，再用刀从小段中间顺切一刀，不要切断，下面留一层，然后向两边翻起，使带纹路的一面向上，经整形，成正方形即可。

③ 把生坯醒 10 分钟后，入屉用急火蒸制 12 分钟即熟。

功效：补心养肝，除热利尿。适宜慢性前列腺炎，有体质虚弱、小便不利者食用。

◈ 灌汤包

用料：精面粉 1000 克，发面 250 克，精瘦肉 800 克，猪皮冻 400 克，酱油 50 毫升，香油 50 毫升，海米 25 克，鸡精、葱花、精盐、料酒少许，碱适量。

制法：

① 把面粉倒在案板上，加入发面，用适量碱液和温水和成面团。揉匀，醒 10 分钟。把肉剁成细泥，倒入盆内，加入酱油、精盐、鸡精入味，再放入料酒、葱花、海米、猪皮冻搅拌均匀后，放入香油，调成馅。

② 把醒好的面团搓成长条，按 3 个 50 克重量下剂。在面剂上撒一层薄面，按扁，擀成中间厚、边缘薄的圆皮。将擀好的圆皮包入馅，并捏成 16 个褶以上的小圆包子。

③ 把生坯摆入屉内，用旺火蒸制 9 分钟即熟。

功效：养肝益气，除热止渴。适宜慢性前列腺炎体质虚弱者食用。

◈ 羊肉包子

用料：面粉 250 毫升，面肥 30 克，羊肉、白菜各 150 克，面酱、食碱、葱花、生姜末、精盐、酱油、香油、花椒水各适量。

制法：

① 将面肥放入盆内，加温水 250 克调匀，放入面粉和成面团发酵，待面发起，加入碱水，揉透揉匀，略醒。将白菜洗净，剁碎，挤去水分。羊肉去掉筋膜，剁碎，放入盆内，加入酱油、精盐、花椒水，顺着一个方向搅拌，见有黏性，加入葱花、生姜末，再拌入白菜馅、面酱和香油，搅匀。

② 将面团放在案板上，揉匀搓成条，揪 10 个剂子，擀成

圆皮，放入拌好的羊肉馅，将四周拢起，捏成小褶，将口收拢，逐个包好后，上屉用大火蒸 15 分钟即熟。

功效：补虚益气，温中暖下。适宜前列腺炎、勃起功能障碍、早泄等患者食用。

◈ 茯苓包子

用料：茯苓 50 克，面粉 1000 克，发面 300 克，鲜猪肉 500 克，葱、姜、精盐、酱油、料酒、胡椒、香油、骨头汤各适量。

制法：将茯苓放入锅中，每次加水约 250 毫升，共加热取汁 3 次，每次文火煮 1 小时，将 3 次药汁合并滤净。将面粉倒在案板上，加上发面 300 克、温热茯苓汁 500 毫升，使之成为发酵的面团。将鲜猪肉剁碎，加调料拌匀成馅，按常法制成包子，上屉大火蒸熟即成。

功效：健脾，利水，除湿。适宜前列腺炎小便不利、尿有白浊、食后脘胀者食用。

◈ 银芽肉丝春卷

用料：绿豆芽 500 克，猪肉 250 克，发好的海米 30 克，水发粉丝 100 克，春卷皮 500 克，稀面糊、湿淀粉、精盐、味精、黄酒、植物油、香油、鲜汤各适量。

制法：

① 先将猪肉洗净，切成长约 5 厘米、粗约 2 厘米的丝。绿豆芽掐去根须，洗净，投入开水锅中烫一下捞出，控水后晾凉。将海米洗净，切成末。粉丝洗净，切成段。

② 锅置火上，放油烧至七成热时，下入肉丝煸炒 2 分钟左右，见肉丝变色时，放粉丝同炒片刻，随即加黄酒、精盐、味

精和少许鲜汤，待汤汁烧开，然后用湿淀粉勾芡，盛入盆内，再加入绿豆芽、海米末和精盐、香油，拌匀成馅。

③ 春卷皮平铺在案板上，中间放馅，然后将下面的皮往上叠，左右皮边涂上稀面糊，各向里折叠黏住，再将上面的皮边涂上稀面糊往下叠，卷起黏住，即成扁圆条形春卷生坯。

④ 炒锅上火，放油烧至七八成热，下春卷生坯，用中火浸炸，边炸边用铁筷翻动，炸 2～3 分钟，见外皮发脆，呈金黄色，捞起即成。

功效：滋阴清热，补肝益肾。适宜前列腺炎、勃起功能障碍、早泄等患者食用。

◆ 三鲜炒饼

用料：大饼 300 克，水发海参 20 克，虾仁 10 克，冬笋、熟鸡肉各 20 克，油菜、熟火腿各 10 克，葱花、生姜末、精盐、味精、黄酒、酱油、植物油、鸡汤各适量。

制法：

① 大饼切成 4 厘米长的细丝，海参、冬笋切成片，油菜切成段，熟鸡肉、熟火腿切成薄片。炒锅上火，放油烧热，下饼丝煸炒成金黄色，倒入盘内。

② 炒锅重上火，放油烧热，下葱花、生姜末煸炒，再放虾仁、水发海参炒熟，加入熟鸡肉片、熟火腿片、笋片、油菜段煸炒几下，加料酒、酱油、精盐、味精调味。

③ 将以上各料捞出，锅中留汁，放入炒好的饼丝，翻炒几下，使汁全部进入饼内，盛入盘中，再将各料盖在饼上即成。

功效：滋阴补虚，温肾壮阳。适宜前列腺炎、尿道炎、勃起功能障碍、早泄等患者食用。

前列腺疾病的治疗与调养

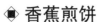

◉ **香蕉煎饼**

用料：香蕉 1 根,鸡蛋 2 个,白糖 40 克,黄油 20 克,酸乳酪 85 克,牛奶 90 毫升,面粉 150 克,泡打粉、精盐适量。

制法：

① 先将面粉和泡打粉混合、过筛后备用。再将黄油装入碗中隔水融化后备用。然后将鸡蛋打入大圆碗中,加入精盐、白糖、酸乳酪及牛奶调拌均匀,再加入融化的黄油及面粉拌匀,搁置 30 分钟,使面粉发透。

② 将香蕉压碎,加到发好的面粉中拌匀,揉成面团。把面团压入心形模具中,把心形模具放在平板煎锅上,用中火煎烤。待面团表面起泡后,翻转煎烤另一面,等到面团两面都烤成金黄色后,即可出锅食用。

功效：滋阴补虚,润肠通便。适宜前列腺炎尿频而便秘者食用。

◉ **猪肉韭菜馅饼**

用料：面粉 500 克,猪肉馅 350 克,韭菜 300 克,生姜末、精盐、味精、植物油、香油各适量。

制法：

① 将面粉放入盆内,加入冷水和少许盐,和成面团,稍醒。韭菜切碎。把猪肉馅放入盆内,加入生姜末、精盐、味精、香油,兑入少许水,搅至肉馅发黏,加入韭菜末,拌匀成馅。

② 将面团搓成条,揪成 10 个剂子,把剂子按扁,包入馅,收严口,用手按成圆形小饼。

③ 平底锅上中火烧热,淋入植物油,把小饼摆入锅内,用

小火将两面反复煎烙,待饼鼓起即成。

功效:益气养血,温肾暖胃。适宜前列腺炎、慢性腰腿痛、泌尿系统感染、勃起功能障碍、早泄等患者食用。

◈ **菟丝子饼**

用料:菟丝子20克,面粉250克,素油200毫升,精盐适量。

制法:将菟丝子选洗干净,加水煎煮,留汁去渣,反复3次。将面粉倒在案板上,加入精盐,用菟丝子汁液拌匀面粉,如果汁液不够,另加清水适量,揉成面团,擀成薄片。将油烧至八成热,将饼放入油锅煎炸至金黄色,翻面再炸至金黄色,熟透起锅即成。

功效:补肾益精,养肝明目。适宜肾虚之前列腺炎患者食用。

◈ **什锦炒面**

用料:面条500克,冬笋、水发香菇、水发黑木耳、鲜蘑菇各50克,胡萝卜30克,香菜、葱花、生姜末、精盐、味精、植物油、香油各适量。

制法:

①炒锅上火,加入清水烧沸,下入面条煮熟,捞出,入冷水中浸凉,放入干屉布上晾干,备用。冬笋、香菇、鲜蘑菇、胡萝卜均切丝,香菜切段。

②炒锅上火,放油烧热,下入葱花、生姜末煸出香味,放入冬笋丝、胡萝卜丝煸炒几下,再下入黑木耳、鲜蘑菇、香菇丝、面条翻炒,加精盐炒匀,放入香菜段和味精,淋入香油即

成。

功效：健脾祛湿，降脂降压。适宜前列腺炎、慢性胃炎、冠心病、高脂血症、高血压等患者食用。

◈ 丝瓜肉汤面

用料：面条150克，丝瓜150克，精肉75克，葱丝、姜丝、精盐、鸡精、淀粉、料酒、胡椒粉、香油、高汤、植物油各适量。

制法：

① 丝瓜洗净，去皮，切丝。精肉切成丝，放入碗中，加淀粉、料酒挂浆。

② 锅置火上，注油烧热，下入肉丝滑开，改用旺火放入葱丝、姜丝，加入丝瓜翻炒，然后加入高汤，烧开后放入面条煮熟，调入精盐、鸡精，盛入汤碗中，撒胡椒粉，淋入香油即成。

功效：化瘀解毒，健脾益胃。适宜于慢性前列腺炎患者食用。

◈ 肉丝蒜苗炒面

用料：面条500克，猪肉丝150克，蒜苗100克，生姜丝、面酱、精盐、味精、黄酒、鲜汤、植物油各适量。

制法：

① 将面条上屉蒸熟，取出挑散。蒜苗洗净，切成段。猪肉丝放入黄酒、淀粉、精盐，拌匀挂浆。

② 炒锅上火，放油烧热，下入肉丝滑开，放入生姜丝、面酱炸熟，再放入蒜苗、精盐、黄酒、鲜汤，烧开后放入面条，转小火煨几分钟，调入味精，拌匀即成。

功效：健脾开胃，温肾散寒。适宜慢性胃炎、前列腺炎、腰腿痛、厌食症等患者食用。

◈ 三片汤面

用料：面条 500 克，熟肚片、熟腰片、鱼片各 100 克，鲜汤 200 克，精盐、味精、黄酒、香油各适量。

制法：炒锅上火，加入清水烧开，下入面条煮熟，捞入碗内。炒锅重上火，放入鲜汤烧开，下入熟肚片、熟腰片、鱼片，熬至汤呈白色时，加入精盐、味精、黄酒，烧开后淋入香油即成。

功效：健脾益气，补肝益肾。适宜慢性胃炎、前列腺炎、尿道炎等患者食用。

◈ 虾仁紫菜汤面

用料：挂面 200 克，虾仁 20 克，紫菜 10 克，鸡蛋 1 个，葱花、精盐、植物油各适量。

制法：

① 将虾仁用热水泡软，鸡蛋打入碗内搅匀，紫菜撕碎备用。

② 炒锅上火，放油烧热，下入葱花煸出香味，加适量开水，放入虾仁煮开，放入挂面煮熟，加精盐，淋入鸡蛋液，待蛋花浮于汤表面时，倒入装有紫菜的汤碗内即成。

功效：补肾养心，降压壮阳。适宜前列腺炎、泌尿系统感染、高血压等患者食用。

◈ 羊肉二豆面

用料：黄豆面 200 克，绿豆粉 400 克，羊肉 500 克，葱段、生姜块、香菜、酸菜、精盐、味精、酱油、花椒、大料各适量。

制法：

① 将绿豆粉和黄豆粉混匀，加水和成硬面团，制成细面条。羊肉洗净，切成小块，放开水锅中烫至半熟捞出，去掉锅中原汤杂物。

② 将葱段、生姜块、酱油、精盐、味精、花椒、大料及烫过的羊肉块入锅，加清水适量，用小火炖至肉熟烂。

③ 将水烧开，下入面条，煮熟后捞出装碗，浇上羊肉汤，放入炖好的羊肉、香菜末、酸菜丝及葱花即可。

功效：健脾开胃，解毒利尿，温肾助阳。适宜前列腺炎、泌尿系统感染、性功能减退等患者食用。

◆ **羊肉辣子面**

用料：面条500克，净羊肉200克，青辣椒50克，蒜苗、香菜各20克，精盐、味精、黄酒、酱油、植物油各适量。

制法：

① 将面条放入开水锅中煮熟，捞入碗中。羊肉洗净，切成丝。青辣椒洗净切成丝，蒜苗洗净切成碎末，香菜洗净切成长段。

② 炒锅上火，加油烧热，放入青辣椒丝过油，捞出。炒锅留底油，放羊肉煸炒，下酱油、精盐、黄酒，放入青辣椒丝、味精拌匀。

③ 把炒好的羊肉辣椒丝放面条上，再用蒜苗末、香菜拌匀即成。

功效：健脾开胃，补肾壮阳。适宜前列腺炎、勃起功能障碍、早泄等患者食用。

◈ 羊肉大麦面片

用料：羊肉、大麦面各 150 克，黄豆粉 100 克，草果 1 个，生姜、胡椒粉、精盐、味精各适量。

制法：羊肉、草果洗净。生姜洗净，拍碎备用。将大麦面、黄豆粉加水揉成面团，再擀成面片备用。羊肉放入锅内，加适量清水，大火烧沸后，转用小火煮至肉熟，捞出羊肉，放入面片、草果，煮熟后放入羊肉，再加胡椒粉、精盐、味精调味即成。

功效：补虚益气，温中暖阳，祛瘀活血。适宜前列腺炎勃起功能障碍、早泄等患者食用。

◈ 芹菜水饺

用料：面粉 500 克，芹菜 500 克，火腿肉 150 克，冬笋 100 克，猪油、精盐、鸡精、葱、姜各适量。

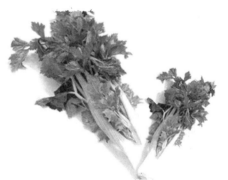

制法：

① 把芹菜择洗干净，放入开水中焯一下，捞出，放凉水中过凉，然后剁碎，挤去水分。火腿和冬笋分别切碎，同芹菜末一起放入盆内拌匀，加上葱、姜、精盐、鸡精、猪油搅拌成馅。

② 面粉放入盆内，加水适量，和成面团，揉醒揉匀，醒面片刻，搓长条，揪剂子，擀皮。皮包上馅，捏成饺子生坯。把饺子放入开水锅中煮熟即可。

功效：清热利尿，平肝凉血。适宜前列腺炎，有小便不利、

前列腺疾病的治疗与调养

尿有白浊、口苦目赤者食用。

◈ **荞麦黑鱼饺**

用料：荞麦面粉 250 克，小麦面粉 200 克，鲜活黑鱼 1 尾（重约 1000 克），鸡蛋 1 个，葱花、生姜末、葱姜汁、精盐、味精、白糖、黄酒、淀粉、熟猪油各适量。

制法：

① 将鸡蛋打入碗中取蛋清部分，加入精盐和淀粉调匀即成蛋粉糊。将鲜活黑鱼宰杀，刮鳞，去内脏、鳃，洗净后刮下鱼肉，洗净沥水，剁成鱼肉末，放入蛋粉糊中拌匀浆好。

② 炒锅上中火，放油烧至五成热，放入鱼肉肉末，待鱼肉末变色，捞出沥油。炒锅上火，加入葱花、生姜末、精盐、黄酒、白糖、味精、清水，烧沸后用淀粉勾芡，倒入鱼肉末翻炒，起锅装盘放冷，作为馅料备用。将黑鱼刮肉后所剩骨架和鱼皮清洗干净。

③ 炒锅上火，加入清水、葱姜汁、熟猪油，再加黑鱼骨架和鱼皮，大火烧至汤色呈乳白色时，加精盐调味，去掉鱼骨和鱼皮留鱼汤。将荞麦面粉和小麦面粉拌和均匀，加沸水烫雪花面粉，稍冷后洒上少许清水，揉透揉光，再搓成长条，揪成 60 个剂子，按扁擀成直径 6 厘米的圆皮，包入馅料，捏成月牙形饺子生坯。

④ 汤锅上火，煮至饺子上浮、面皮鼓起时捞出。将黑鱼汤放入大汤碗中，再放入捞出的饺子即成。

功效：健脾利水，养血补虚，清热祛风。适宜泌尿系统感染、前列腺炎等患者食用。

◈ **番茄牛肉馅水饺**

用料：面粉 500 克，番茄 300 克，牛肉 200 克，精盐、鸡精、料酒、酱油、姜末各适量。

制法：

① 先把番茄在开水中焯一下，剥去外皮，去子，剁碎挤出汁，放入大碗中。把牛肉洗净，剁成泥。取盆放入肉泥，加入酱油、料酒、精盐、鸡精、姜末拌匀，然后再加入番茄汁搅拌均匀，放入碎番茄调拌均匀。

② 面粉放入盆中，再加入适量水，和成面团醒 10 分钟，然后搓成长条，揪成 7 个、每个为 50 克的小剂，擀成皮。把馅放入皮儿内，捏紧成饺子形状。

③ 锅置火上，注水烧开，下入饺子煮熟，捞出盛碗中即可。

功效：补脾益气，强壮筋骨。适宜慢性前列腺炎脾胃虚损者食用。

◈ **鲅鱼肉煎饺**

用料：面粉 500 克，鲅鱼肉 400 克，猪肉 100 克，韭菜 100 克，精盐、鸡精、料酒、花生油、高汤、食用油、酱油、花椒面各适量。

制法：

① 将鲅鱼肉和猪肉一起剁成肉泥，放入盆内，加入料酒，拌匀略放一会儿，再加入花椒面、酱油、鸡精、花生油，用筷子向一个方向搅成糊状，边搅边加入适量高汤。韭菜择洗干净，切末，放入盆中与猪、鱼肉泥拌成馅。

② 面粉放入盆中，加温水适量，和成面团，醒面 10 分钟，搓成长条，揪剂子，擀皮。皮包馅，捏紧皮中间，留两端开口。

③平锅置火上,注油烧热,放入生饺,滴油,加水适量,盖上锅盖,焖5分钟,再滴油,煎熟后铲出即可。

功效:健脾利水,补虚开胃。适宜食欲不振、脘腹胀满且食后尤甚、小便淋沥的前列腺炎患者食用。

◈ 荞麦牛肉蒸饺

用料:荞麦面粉400克,牛肉200克,萝卜500克,精盐、味精、胡椒粉、香油各适量。

制法:

①将萝卜洗净,切去顶、根,剁成碎末。牛肉剔去筋膜,洗净,剁成肉泥,放入盆里,调入精盐和适量水,边加水边顺着一个方向搅动,拌成稠糊状,再放入萝卜末、香油、味精、胡椒粉,搅拌均匀即成馅料。

②荞麦面粉放盆中,加入开水烫面,拌匀晾凉,和成面团,揉匀揉透,盖上湿布,醒面片刻,在案板上再稍揉几下,搓成长条,揪成小面剂,压扁,擀成中间稍厚的圆形面皮。

③将馅料包入面皮里,包成月牙形饺子生坯,放入笼中,用大火蒸熟即成。

功效:健脾益气,补虚强筋骨。适宜前列腺炎患者食用。

◈ 鲜毛桃馄饨

用料:鲜毛桃花30克,面粉100克,精盐、味精、香油各适量。

制法:

①将毛桃花剁碎,加调料调成馅。面粉和成团擀皮,按常法包成馄饨。

② 作为主食,每日或隔日吃 1 次。

功效:通便泻下,行积导滞。适宜前列腺炎既有小便淋沥又有大便干结、小腹胀痛者食用。

◈ 鸭块馄饨

用料:馄饨皮 150 克,鸭块 250 克,肉末 100 克,精盐、鸡精、酱油各适量。

制法:把肉末放入碗中,加入精盐、鸡精、酱油调馅。鸭块放入开水中烫一下,捞出放入锅内蒸熟。用馄饨皮包上馅,放入开水锅里,煮熟后放入装有鸭块的碗里,即可食用。

功效:补气利水,滋阴养胃。适宜慢性前列腺炎,有久病伤阴、小便不利者食用。

◈ 三豆蜜糕

用料:干蚕豆、黑豆、赤小豆各 100 克,糯米 150 克,蜂蜜适量。

制法:

① 将三豆用冷水泡发,蚕豆剥去皮,一起放入炒锅内,加清水适量,用小火煮烂,碾成泥,加入蜂蜜,调成馅备用。糯米淘洗干净,放在搪瓷盆中,加清水适量,蒸熟。

② 将蒸熟的糯米饭和三豆馅分层摊放在纱布上,抹平,切成小块即成。米糕的中间和上部还可以添加糖桂花、青梅丝、果脯料等,当点心食用。

功效:补肝益肾,清热利湿。适宜泌尿系统感染、前列腺炎等患者食用。

◆ **粟米豆面糕**

用料：粟米 500 克，豆沙馅 750 克，黄豆粉 100 克，青梅、糖桂花各 10 克，芝麻、碎冰糖各 25 克，白糖 50 克。

制法：

① 将粟米淘净，用凉水浸泡 4 小时，沥干水分，磨成粉，过细罗，加凉水和成米粉团，使其自然发酵，待粉团发起，马上放入蒸屉内蒸熟。将蒸熟的粟米粉团放入盆中，浇入开水，用木棒搅匀，使水和粉和匀。

② 将黄豆粉放入炒锅，用小火炒至棕黄色时离火倒出待用。芝麻用小火炒成金黄色，擀成碎末。青梅切成碎末。将以上两种小料放入盆中，加入白糖、碎冰糖、糖桂花，拌匀成芝麻糖。

③ 将熟黄豆面撒在案板上，将粟米粉团放在上面揉匀，擀成一厘米厚的长方形片，上面放上豆沙馅，约 0.5 厘米厚，抹平，再由一端卷成长卷，切成 3 厘米长的段即可。当点心食用。

功效：健脾养胃，利湿消肿。适宜前列腺炎、慢性胃炎、泌尿系感染、慢性盆腔炎等患者食用。

◆ **香菇菜饭**

用料：大麦仁 250 克，水发香菇 50 克，油菜 200 克，香肠 100 克，生姜末、精盐、味精、植物油各适量。

制法：

① 大麦仁淘洗干净。水发香菇洗净，切成丝。香肠洗净，切成薄片。油菜洗净，切成丁。压力锅中加适量水，加入淘好的大麦仁及香肠片，放在火上焖约 10 分钟。

前列腺疾病的治疗与调养

② 炒锅上火，放油烧热，加入油菜丁、香菇丝、生姜末、精盐，翻炒几下（不要炒熟），倒入压力锅内，搅拌均匀，再焖2分钟，放入味精，拌匀即成。

功效：益气宽中，清热解毒，通利肠胃。适宜前列腺炎、慢性泌尿系统感染、慢性胃炎、胃及十二指肠溃疡、脂肪肝、肝硬化、更年期综合征等患者食用。

◈红豆米饭

用料：赤小豆50克，大米150克。

制法：将赤小豆、大米分别淘洗干净。将赤小豆放入一个可蒸制的不锈钢盆中，加入适量水，放蒸锅中生蒸胀发。将赤小豆和大米合在一起，加入适量水一起蒸，直至豆烂、饭熟即可。

功效：健脾利水，清热利湿。适宜急性前列腺炎患者食用。

◈ 肉丁豌豆饭

用料：大米250克，嫩豌豆150克，咸肉丁50克，植物油、精盐各适量。

制法：

① 将大米淘洗干净，沥水3小时左右。嫩豌豆冲洗干净。

② 炒锅上火，放油烧热，下咸肉丁翻炒几下，倒入嫩豌豆煸炒1分钟，加清水和精盐，加盖煮开后，倒入大米（水以漫过大米一指节为度），用锅铲沿锅边轻轻搅动。

③ 此时，锅中的水被大米吸收而逐渐减少，搅动的速度要随之加快，同时火力要适当减小，待米与水充分融合时摊

前列腺疾病的治疗与调养

平，用粗竹筷在饭中扎几个孔，便于蒸气上升，以防米饭夹生，再盖上锅盖，焖煮至锅中蒸气急速外冒时，转用小火继续焖15分钟左右即成。

功效：健脾开胃，解毒利尿。适宜慢性胃炎、溃疡性胃炎、溃疡性结肠炎、尿道炎、前列腺炎、更年期综合征等患者食用。

◼ 白术薏苡仁饭

用料：炒白术25克，薏苡仁15克，枳壳15克，大米适量，荷叶1张，猪油少许，精盐适量。

制法：将荷叶铺在蒸笼上，把炒白术、薏苡仁、枳壳3味药放在荷叶上，再把浸泡约1小时的大米放在药上，加猪油、精盐适量同蒸，蒸约40分钟，米熟即可。每日1次，连日或隔日吃1次，10天为1个疗程。

功效：健脾消食，利水除湿。适宜慢性前列腺炎脾虚湿热者食用。

◼ 茄汁豌豆炒饭

用料：大米饭400克，精肉150克，鲜豌豆200克，熟猪油30克，番茄酱10克，紫菜少许，葱、生姜、精盐、味精、黄酒各适量。

制法：

① 豌豆剥皮，洗净。将葱切小段，姜切片。番茄酱放碗中，加少量水调稀备用。精肉洗净，放在开水锅内，加葱段、生姜片、黄酒煮熟，捞出切成小丁。

② 炒锅上火，放油烧热，加入豌豆及少许精盐，炒熟

出锅。

③ 另取炒锅上火，放油烧热，倒入米饭和熟肉丁，加适量精盐炒透，再倒入炒豌豆和番茄汁，炒匀，加入紫菜和味精即成。

功效：健脾益气，清热利尿。适宜前列腺炎、慢性肠炎、妇女产后乳汁不畅、泌尿系统感染等患者食用。

各类菜谱

◈ 爽口白菜

用料：大白菜 750 克，青梅 50 克，山楂糕 50 克，白糖、米醋各适量。

制法：

① 将大白菜去掉老帮，取其嫩心，洗净控干水分，切去边叶，顺刀切成 3 厘米宽的长条，再斜切成菱形块，撒入白糖、米醋，调拌好后装盘压实，腌 30 分钟，使酸甜入味。将青梅洗净后泡软。山楂糕切成 1 厘米宽、5 厘米长的条。

② 将腌好的白菜控干水分，与青梅、山楂条混合在一起，拌匀装盘即可。

功效：清热利水，解毒养胃。适宜慢性前列腺炎患者食用。

◈ 醋熘白菜

用料：白菜帮 500 克，精制油 500 毫升（实耗 100 毫升），酱油、白糖、醋、水淀粉、精盐、鸡精各适量。

制法：

① 将白菜帮除去菜叶，洗净后切成 2.5 厘米宽的条状，然后用斜刀法逐条切成 4 厘米长的菱形块备用。

② 锅置旺火上，注油烧至三成热，下入白菜块，用炒勺略加翻炒，待白菜块在油中翻滚时捞出，沥油。

③ 锅留少许热油，加入热水 300 毫升，再加入白糖、酱油，待水煮沸后加入醋和水淀粉，搅拌成浓稠的糖醋卤汁，再把白菜块倒进锅里，翻炒均匀后，调入精盐、鸡精，出锅装盘。

功效：清热解毒，健脾益气。适宜慢性前列腺炎患者食用。

◉ 凉拌莴笋

用料：莴笋 400 克，葱、姜、精盐、鸡精、白糖、香油各适量。

制法：将莴笋择洗干净，去皮切成细丝，加适量精盐拌匀，腌 15 分钟。葱、姜洗净，均切成末。把腌好的莴笋丝挤净水分，置于盘中，加入鸡精、白糖拌匀，撒上葱、姜末。锅内注香油烧热，趁热浇在葱、姜末上，拌匀即可。

功效：清热利湿。适宜急性前列腺炎患者食用。

◉ 辣油莴笋

用料：嫩莴笋 500 克，干辣椒、花生油、精盐、鸡精、醋各适量。

制法：将莴笋去皮洗净后用斜刀法切片，放在碗中加精盐拌匀腌 5 分钟左右，控干水分，放入盘中。锅置火上，注油烧热，放入干辣椒煸。香，将辣椒捞出，把辣椒油浇在莴笋上，加入鸡精、精盐、醋拌匀即成。

功效：清热利尿，理气化痰。适宜慢性前列腺炎患者食用。

◈ 莴笋拌蜇皮

用料：莴笋 250 克，海蜇皮 200 克，葱、精盐、鸡精、香油各适量。

制法：

① 将莴笋去叶去皮，切成细丝，放入碗中，加精盐腌 15 分钟，挤去水分。海蜇皮泡入清水中，洗去泥沙，捞起切成细丝，用开水稍烫（时间不宜太长）捞出，放入冷开水中过凉。葱洗净，切成葱花。将海蜇丝、莴笋丝拌在一起，加精盐、鸡精调好口味。

② 取锅上火，加入香油、葱煸香浇在拌好的海蜇丝、莴笋丝上，用筷子拌匀即可。

功效：清热化痰，消积软坚。适宜慢性前列腺炎患者食用。

◈ 麻酱冬瓜

用料：冬瓜 500 克，香菜 50 克，葱丝、香油、芝麻酱、精盐、鸡精、花椒各适量。

制法：

① 将冬瓜去皮、瓤，洗净，切成大小均匀的块状。香菜洗净，切成 2 厘米长的段。芝麻酱用适量的香油调稀。

② 锅中加清水，放冬瓜、花椒、精盐煮熟，待汤汁收浓时，把稀芝麻酱淋入锅里，不断翻炒，加入鸡精，略炒几下装盘，在盘内撒上葱丝和一半香菜。

③ 锅内注香油烧热，倒在香菜、葱丝上，撒上另一半香菜。食用时拌匀即可。

功效：消腹胀，止口渴，利小便。适宜慢性前列腺炎、前列腺肥大等患者食用。

◈ **笋扒冬瓜**

用料：冬瓜 500 克，鲜笋 200 克，葱、姜、花生油、精盐、鸡精、骨头汤各适量。

制法：把鲜笋洗净后切成片，放入沸水中略焯即捞出。冬瓜去皮、瓤，洗净，切成厚片。锅内注油烧热，下入葱姜爆锅，倒入骨头汤、笋片、冬瓜片烧沸，加入精盐、鸡精，用小火煨烂即可。

功效：清热利水，解毒生津。适宜慢性前列腺炎患者食用。

◈ **甜椒炒丝瓜**

用料：鲜丝瓜 250 克，绿甜椒 150 克，食用油 45 毫升，葱白、姜、蒜、精盐、鸡精、水淀粉、胡椒面、熟花生油各适量。

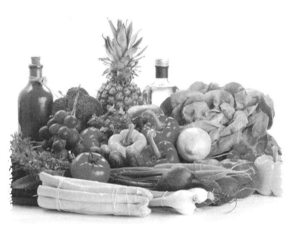

制法：

① 先将丝瓜去皮洗净后，切成 4 厘米长的段，然后切成条。葱白、姜、蒜洗净后切成葱段、姜丝、蒜丝。绿甜椒洗净后去籽，切成丝。

② 锅内加入 20 毫升食用油,待烧热,加入甜椒,炒至五成熟,盛盘待用。

③ 把剩下的 25 毫升生油倒进锅里,用中火烧到六成热时,放入丝瓜翻炒几下,再加入甜椒、葱段、姜丝、蒜丝、开水 100 毫升。烧开后,再放入精盐、鸡精、胡椒面,炒匀入味,用淀粉勾芡,最后淋上熟花生油,起锅后装盘即可。

功效:清热凉血,化瘀解毒。适宜慢性前列腺炎因湿热损伤脉络者食用。

◈ 葱油丝瓜卷

用料:嫩丝瓜 250 克,精肉 150 克,葱花、姜末、精盐、鸡精、香油、胡椒面、淀粉、花椒、清汤各适量。

制法:

① 将丝瓜的粗外皮轻轻刮去,洗净,切去两端,用刀片出稍薄的翠绿瓜皮,切成 7 厘米宽的片状。把丝瓜片放入开水锅中烫熟,倒入漏勺控干水分,晾凉。将精肉冲洗干净后剁成末,放入碗中,加入精盐、鸡精、胡椒面、姜末、水淀粉搅拌均匀,调成黏稠的肉馅。

② 将熟瓜皮放入洁净的布中,挤去水分,然后在瓜皮内侧涂一层薄薄的干淀粉,把肉馅均匀铺在淀粉上,从一侧开始卷成瓜卷。放入笼中薰 4 分钟,取出晾凉,将卷切成 2.5 厘米左右的段,码入盘中。

③ 锅置中火上,注香油烧至四成热,下入花椒煸香后将其捞出。待香油烧至七成热时,下入葱花煸炒一下,加入精盐、鸡精、清汤,调成葱油味汁。待开锅后将味汁盛入碗中,晾凉后均匀淋在瓜卷上即可。

功效：祛风化瘀，凉血解毒。适宜慢性前列腺炎患者食用。

◈ **凉拌苦瓜丝**

用料：苦瓜 350 克，大蒜 2 瓣，葱末、植物油、辣椒油、精盐、鸡精、白糖各适量。

制法：将苦瓜洗净后纵向剖开去瓤，切成细丝，放入开水锅中略焯，用冷开水过凉。大蒜剥去蒜皮后捣成蒜泥。将苦瓜丝控干水分，放入大碗中，加入精盐、鸡精、蒜泥、辣椒油、白糖拌匀入味，撒上葱末。锅内注油烧热，浇在葱末上烫香，把瓜丝拌匀即可。

功效：清热利水，解毒止渴。适宜前列腺炎热毒炽盛者食用。

◈ **清炒苦瓜**

用料：苦瓜 500 克，葱、姜、花生油、精盐、鸡精、香油各适量。

制法：将苦瓜洗净后纵向剖成两半，去瓤切片装盘。葱、姜洗净后切丝。锅内注油烧热，加入葱、姜丝爆锅，下入苦瓜片煸炒，然后加入精盐、鸡精、香油拌匀即可。

功效：清热解毒，清心明目。适宜慢性前列腺炎有体虚而热毒炽盛者食用。

◈ **芝麻菠菜**

用料：菠菜 600 克，熟芝麻 10 克，蒜末、精盐、鸡精、香油、辣椒油各适量。

制法：将菠菜择洗干净，入开水中焯后捞出，投入冷水中过凉。待菠菜凉透后控干水分，切成长为 5 厘米的段，依次放入精盐、鸡精、香油、辣椒油、蒜末调好口味，把熟芝麻撒在菠菜上即成。

功效：健脾开胃，清热利湿。适宜慢性前列腺炎有湿热者食用。

◈ 凉拌菠菜

用料：小菠菜 500 克，海带 150 克，芝麻 15 克，花生米 20 克，精盐、味精、香油各适量。

制法：将海带温水浸泡涨发，用清水冲洗干净，切成细丝，在沸水锅中煮一下，捞出沥干水分，放入盘中。将小菠菜去杂洗净，放入沸水锅中烫透，捞出沥干水分，晾凉后放入盘中。芝麻洗净，沥干水分放入锅中，用小火炒香。花生米洗净，沥干水分，放入锅中，用小火炒熟，碾成粉。将芝麻、花生粉、精盐、味精放入盘中，与小菠菜、海带拌匀，淋上香油即可。

功效：清热利湿，开胃健脾。适宜前列腺炎有湿热者食用。

◈ 凉拌马齿苋

用料：鲜马齿苋 500 克，蒜瓣、酱油、醋、香油各适量。

制法：将马齿苋去根、茎，洗净，入开水锅里焯透捞出，用清水反复洗净黏液，切成段，放入盘中。将蒜瓣捣成泥状，放在马齿苋上，加入酱油、醋和香油，吃时拌匀即可。

功效：清热解毒，散瘀消肿。适宜急、慢性前列腺炎患者食用。

◈ 凉拌双耳

用料：黑木耳 50 克，白木耳 50 克，精盐、味精、香油各适量。

制法：将黑木耳、白木耳泡发，洗净，用开水稍烫后，再投入冷水里，捞出装盘，放入精盐、味精、香油调味即可。

功效：滋阴养胃，活血润肠。适宜慢性前列腺炎患者食用。

◈ 凉拌三色

用料：芹菜 200 克，绿豆芽 100 克，香干 100 克，蒜泥、香油、米醋、精盐各适量。

制法：将芹菜择洗干净，把大的剖开，切成 3 厘米长的段，入沸水锅中略焯后捞出，用凉水过凉，控干水分。绿豆芽洗净，入沸水锅中略焯后捞出，放入凉水中过凉，捞出和芹菜混合拌匀。香干洗净后切丝，放在芹菜、豆芽上面，加入精盐、米醋、香油、蒜泥拌匀，装盘即可。

功效：清热利尿，平肝凉血。适宜慢性前列腺炎患者食用。

◈ 凉拌海带丝

用料：水发海带 250 克，豆腐干 100 克，水发海米 25 克，姜末、香油、精盐、鸡精、醋、酱油各适量。

制法：将海带择洗干净，入开水锅中煮 15 分钟，捞出放入冷水中过凉，控干水分，切丝。豆腐干切丝，和水发海米一起放在海带丝上，加入香油、酱油、精盐、鸡精、姜末、醋拌匀即成。

功效：清热利水，软坚散结。适宜慢性前列腺炎患者食用。

◈ 五香黄豆

用料：黄豆100克，葱段、姜片、精盐、花椒、桂皮、八角、小茴香、香油各适量。

制法：将黄豆用冷水浸泡后，淘洗干净。锅置火上，注水和黄豆一同烧开后，撇去浮沫，加入葱段、姜片、八角、桂皮、花椒、小茴香，转用小火烧至黄豆烂熟，加精盐调好口味，装盘。淋入香油即成。

功效：清热解毒，补脾益气。适宜前列腺炎患者既有小便不利又有大便秘结者食用。

◈ 黄油炒扁豆

用料：扁豆700克，黄油50克，精盐、鸡精、碱面各适量。

制法：将扁豆掐去老筋，洗净，控干水分，切成5厘米长的段。在锅内放入清水和少许碱面，将水烧开，下入扁豆，稍焯一下后捞出，控净水分，汤待用。将炒锅洗净，放入黄油，置旺火上烧热，放入扁豆煸炒。扁豆将熟时，下入精盐、鸡精，调好口味后，加少许汤，翻炒均匀即可。

功效：健脾和中，消暑化湿。适宜前列腺炎有胸满、小便不利者食用。

◈ 酱爆扁豆丝

用料：扁豆400克，精肉150克，豆瓣酱、香油、白糖各适量,素汤、鸡精少许。

制法:将扁豆洗净,撕去硬筋,顺切成丝。锅置火上,注油烧热,放入扁豆丝炒熟时盛出。锅留底油,下入肉丝,将熟时,放入豆瓣酱煸炒,放入扁豆丝炒几下,放入糖、鸡精、素汤,翻炒几下,使汁挂满扁豆,淋上香油即可。

功效:清热消暑,利水消肿。适宜前列腺炎因湿热而小便不利者食用。

◈ 鲜蘑豌豆

用料:鲜豌豆 250 克,鲜蘑菇 50 克,葱花、姜末、蒜末、植物油、香油、精盐、鸡精、白糖、水淀粉、鲜汤各适量。

制法:将鲜蘑菇洗净后控干水分,切成薄片。豌豆洗净,入沸水锅中煮熟后捞出,用冷开水过凉,控水。锅置火上,注油烧至六成热,下入葱花、姜末、蒜末爆锅,投入蘑菇片煸炒几下。往锅里加入鲜汤、豌豆、精盐、鸡精、白糖烧开,用水淀粉略加勾芡,淋入香油,装盘即可。

功效:益气和中,利湿解毒。适宜前列腺炎有腹胀、小便短赤者食用。

◈ 生煸豆苗

用料:豌豆苗 500 克,春笋丝 15 克,菜油 80 毫升,精盐、鸡精、料酒、白糖、生姜末各适量。

制法:豌豆苗择掉老茎、老叶,洗净,沥干水分。炒锅洗净置火上烧热,倒入菜油,烧到八成热时,放入生姜末,放入豌豆苗煸炒几下;再淋入少许水,随即用手勺煸散,翻锅一次;放入精盐、鸡精、白糖,倒入春笋丝,继续煸炒,待豌豆苗已熟,洒入料酒,翻炒后出锅装盘即可。

功效:益气和中,利湿解毒。适宜前列腺炎有腹胀、小便短赤者食用。

◈ 姜汁黄瓜

用料:黄瓜 250 克,生姜 100 克,精盐、味精、白酱油、醋、香油各适量。

制法:将黄瓜洗净,顺长一剖为二,挖去瓜瓤,改刀为条状,盐腌待用。生姜去皮,剁成末后取汁,加入白酱油、醋、精盐、味精、香油调匀,和黄瓜拌匀即成。

功效:利水解毒,和胃止呕。适宜前列腺炎患者食用。

◈ 香菜黄瓜

用料:黄瓜250克,香菜150克,小辣椒10克,黄酱100克,香油 10 毫升。

制法:将黄瓜、小辣椒洗净,均切成黄豆粒大小的丁。香菜择洗干净放入盆内,加入黄酱、香油,拌匀即成。

功效:消食下气,清热解毒。适宜慢性胃炎、前列腺炎等患者食用。

◈ 鸡蛋丁黄瓜

用料:嫩黄瓜 2 根,胡萝卜根,鸡蛋 2 个,精盐、味精、白醋、白糖、香油各适量。

制法:将黄瓜洗净,切成 3 厘米长的细丝,放入盘中,再撒上精盐拌匀,腌 30 分钟,控出渗出的水分。将鸡蛋洗净,放入锅内煮熟,捞出,放入凉开水内过凉,剥去蛋壳,将蛋白和蛋黄都切成碎丁,撒在腌过的黄瓜丝上。将胡萝卜洗净,切成细丝,撒在黄瓜丝上。然后将白糖、白醋、味精、香油和少许精盐放在一起调成味汁,最后浇在黄瓜丝上即成。

功效:清热利尿,滋阴润燥。适宜暑热症、慢性胃炎、前列腺炎、尿道炎、习惯性便秘等患者食用。

◈ 奶油黄瓜

用料:黄瓜 1000 克,熟鸡蛋 6 个,芹菜末 20 克,白葡萄酒 30 毫升,酸奶油 100 克,精盐 40 克,发好的芥末、白胡椒粉、白糖各适量。

制法:

① 将黄瓜洗净,刮去皮,切成 1 厘米厚的圆片,放入容器中。将白葡萄酒、酸奶油、白糖、白胡椒粉调匀成汁。

② 把熟鸡蛋去皮,切成两半,取蛋白切成片,蛋黄碾成泥后,放入汁内,用筷子猛力抽打,使汁呈奶油状时,放入蛋白片拌匀。

③ 取鱼形冷盘 1 个,放入腌好的黄瓜片,上面浇上调好的奶油状汁,拌匀后,撒入芹菜末放入冰箱内,冷冻 1 小时左右即成。

功效:除热解渴,通利小便。适宜慢性前列腺炎小便热涩赤痛者食用。

◈ 青椒绿豆芽

用料:绿豆芽 400 克,青椒 150 克,精盐、味精、黄酒、植物油各适量。

制法:将绿豆芽洗净,掐去两头。青椒洗净,剖开去子,切成细丝待用。炒锅上火,放油烧至八成热,投入青椒丝炒几下,再投入绿豆芽翻炒,加入精盐、味精、黄酒,翻炒均匀,出锅装盘即成。

功效:清热开胃,利尿消肿。适宜前列腺炎、更年期综合征等患者食用。

◈ 豆芽黄花菜

用料:干黄花菜 50 克,绿豆芽 50 克,鸡蛋 6 个,花生油 200 毫升,葱、姜、精盐、鸡精、淀粉、面粉、熟豆油、香油各适量。

制法:

① 将鸡蛋的蛋清和蛋黄分别装盘。葱、姜洗净切末。干黄花菜泡软后择洗干净。绿豆芽洗净。在蛋黄中加精盐、鸡精、熟豆油、水,用筷子打匀后蒸熟成蛋羹,扣在盆中。将蛋清打匀,加面粉和淀粉,调成蛋泡糊,再分成 8 份,每份都放入黄花菜,做成芭蕉叶形。

② 锅置火上,注油烧至五成热,将粘满蛋泡糊的黄花菜放进锅里油炸,并不断用炒勺盛热油淋浇,待黄花菜炸透后捞出,沥油后装盘。

③ 锅内留少许底油,放入葱、姜略炸后捞出,加入绿豆芽、鸡精、精盐和炸好的黄花菜略煨,用湿淀粉稍加勾芡,淋上香油装盘,把黄花菜摆在蛋羹周围即可。

功效:清热解毒,利尿止血。适宜前列腺炎有小便涩痛不利、尿血、烦躁者食用。

◈ 荠菜春笋片

用料:荠菜 100 克,春笋 250 克,精盐、鸡精、料酒、香油、

前列腺疾病的治疗与调养

淀粉、猪油各适量。

制法：荠菜去黄叶及根，洗净，用开水烫过，冷水冲凉后挤干水分，切成碎末。春笋去壳洗净，置开水中煮透，捞出用凉水浸泡，然后切成 3 厘米左右长的薄片。锅置火上，倒入猪油烧热后，加荠菜末、春笋片煸炒片刻，加精盐、料酒及适量的水烧透，加鸡精，用湿淀粉勾芡，最后淋入香油搅匀即可。

功效：开胃消食，利湿通淋，凉血止血。适宜前列腺炎肝脾不疏、脾为湿困，有口苦、目涩、胁痛、小便短赤及血尿者食用。

◈ **爽口西芹**

用料：西芹 300 克，精盐、鸡精、酱油、醋、香油、芝麻各适量。

制法：将西芹去叶、根后洗净，切成小段，放进开水锅里稍烫即捞出，控干水分，装盘。芝麻放进炒锅里用小火炒干。把酱油、精盐、鸡精、醋、香油放在小碗里拌匀，浇在西芹上，撒上芝麻即可。

功效：清热利尿，平肝凉血。适宜前列腺炎有小便不利、尿有白浊、口苦目赤者食用。

◈ **西芹沙拉**

用料：西芹 150 克，小黄瓜、小番茄各 50 克，沙拉酱、奶酪各适量。

制法：将西芹择洗干净后切成小段。小黄瓜切条。小番茄用热水烫过后去皮，切片。奶酪切片装盘。把小黄瓜、西芹段在冷开水中浸泡约 20 分钟后捞出，把小黄瓜削皮后切片，再把西芹、小黄瓜、小番茄、奶酪、沙拉酱拌匀即可。

功效：清热利尿，凉血解毒。适宜前列腺炎有小便不利、尿有白浊者食用。

◈ 果仁西芹

用料：西芹 200 克，花生仁 150 克，葱段、姜末、植物油、精盐、鸡精、白糖、高汤、香油各适量。

制法：将西芹洗净，切成寸段用开水焯一下。锅内注油烧热，把葱、姜煸香后加入高汤，调入鸡精、精盐、白糖，再将花生仁、西芹放入锅中翻炒，淋入香油即可出锅装盘。

功效：清热利尿，平肝凉血。适宜前列腺炎有小便不利、尿有白浊、口苦目赤者食用。

◈ 油焖茭白

用料：茭白 300 克，植物油 500 毫升，鸡精、精盐、酱油、白糖、香油各适量。

制法：将茭白去皮后洗净，切成长条。锅置火上，注油烧至六成热时，放入茭白炸 1 分钟，捞出沥油。锅留底油，烧热后放入茭白，加入酱油、精盐、鸡精、白糖和少许水，烧 1～2 分钟，最后淋上香油装盘即可。

功效：清热除烦，解毒利湿。适宜前列腺炎有口苦目赤、小便淋沥者食用。

◈ 红烧茄子

用料：茄子 400 克，红尖椒、葱末、蒜末、花生油、淀粉、精盐、鸡精、八角、酱油、清汤各适量。

制法：将茄子洗净，顺切成长条。红尖椒切成长条。锅置旺火上，注油烧热，放入茄条，炸3~5秒后捞出。锅留少许底油，下入八角、蒜末、葱末、红尖椒煸出香味，放入茄条翻炒，加入清汤、酱油、鸡精烧至汤汁渐浓时，用淀粉收汁，出锅装盘。

功效：清热解毒，活血消痛。适宜慢性前列腺炎患者食用。

◆ 炸茄盒

用料：大圆茄子300克，精肉馅150克，鸡蛋3个，油100毫升，淀粉120克，葱末、姜末、酱油、鸡精、精盐、料酒、香油各适量。

制法：

① 将圆茄子去蒂去皮，顶刀切成大圆片。猪肉馅放入大碗中，加入精盐、鸡精、料酒、香油及少许水淀粉，搅拌均匀，做成馅料。将100克淀粉放入碗中，打入鸡蛋，搅匀成面糊。

② 取一个茄片，在其上放约0.5厘米厚的一层肉馅，再用另一个茄片压在上面，即成为中间夹馅的茄盒。将茄盒放在于淀粉中，使其两面均蘸上干淀粉。其余切片依此方法做好备用。

③ 锅置火上，注油烧热，将蘸有淀粉的茄盒放在调好面糊的碗中，使面糊均匀裹在上面，下入热油中炸至变黄且肉馅成熟后码在盘中，即可食用。

功效：清热解毒，活血止痛。适宜慢性前列腺炎有小便发热、会阴肿胀者食用。

◈ 香菇腐竹

用料：干腐竹 150 克，水发香菇、水发玉兰片各 30 克，虾子 10 克，葱花、生姜末、精盐、味精、酱油、黄酒、湿淀粉、植物油、香油、鲜汤各适量。

制法：

① 将腐竹用冷水泡软后，放入沸水煮一下，连水一块倒入盆内，涨发半小时左右，发透捞出，择选较粗的从中间切成 5 厘米长的段，放入沸水锅中略烫。水发玉兰片、水发香菇均切成斜刀片。

② 炒锅上火，放油，烧至五成热时，放入葱花、生姜末炝锅，倒入黄酒，加入腐竹段、玉兰片、香菇片略炒，随即加入鲜汤、精盐、味精、虾子，烧至入味后用湿淀粉勾稀芡，淋入适量香油即成。

功效：滋阴补虚，益肾助阳。适宜前列腺炎患者食用。

◈ 青荷包三丝

用料：鸡脯肉 150 克，鸭脯肉 75 克，绿豆芽 250 克，鲜荷叶 3 张，鸡蛋 1 个，菜油 500 毫升（实耗 100 毫升），熟猪油 40 克，豆粉 10 克，葱、姜、精盐、味精各适量。

制法：

① 将鸡脯肉、鸭脯肉、葱、生姜洗净，切成丝。绿豆芽择去头尾，放沸水中焯一下即捞出。荷叶烫软后过凉，切成片。鸡丝、鸭丝用葱、姜、精盐、味精腌 5 分钟，再用蛋清、豆粉浆拌好。先取一份豆芽放荷叶上，再放 1 份肉丝包好，共为 20 包。

② 锅置火上，将油倒入烧至九成热时，把荷叶包放在漏勺上，反复淋以热油，大约 5 分钟即熟，自行开包食用。

功效：清热利湿，补益气血。适宜体虚而湿热未尽的慢性前列腺炎患者食用。

◈ 多宝山药黑豆泥

用料：家山药 300 克，熟黑豆粉、黑芝麻、炸花生仁各 30 克，橘红粒 20 克，蜜冬瓜条 15 克，蜜枣、炸核桃仁各 30 克，熟猪油、白糖各适量。

制法：将家山药去皮，洗净，蒸熟，压成泥。蜜枣切成粒。锅上中火，放油滑锅，加入开水少许，下山药泥搅散，加入熟猪油，炒片刻后加白糖，炒至出油，加入熟黑豆粉、黑芝麻、炸花生仁、橘红粒、蜜冬瓜条、炸核桃仁、蜜枣，用小火翻炒均匀，起锅入盘即成。

功效：滋肝补肾，健脾宽肠，滋阴养颜。适宜前列腺炎、贫血、眩晕症、风湿性关节炎、习惯性便秘等患者食用。

◈ 豆沙西瓜皮

用料：西瓜皮 200 克，甜豆沙 100 克，鸡蛋 4 个，米粉、淀粉各 80 克，猪油 400 克，白糖适量。

制法：

① 将西瓜皮洗净后，切成长约 5 厘米、宽约 3 厘米的条，去掉青皮，对劈成连接片，往其中嵌入甜豆沙合拢。将鸡蛋打入碗中，去掉蛋黄后，将蛋清抽打成糊，加入淀粉和米粉，调成浆汁，把西瓜皮放入其中挂好浆。

② 将锅置火上，注入猪油，烧至四成热，将挂好浆的西瓜皮下入锅中，炸至西瓜皮上浮结出硬壳，捞出装盘，撒上白糖即可。

功效：清热解暑，生津利尿。适宜急、慢性前列腺炎患者食用。

◈ 八宝苹果

用料：苹果 8 个，白糖 100 克，糯米 30 克，瓜子仁 10 克，水淀粉、青梅、山楂糕、蜜枣、橘饼、桃仁、葡萄干各 25 克，糖桂花少许。

制法：

① 将苹果洗净，去皮后挖成空心；将苹果蒂挖下做盖儿。将糯米淘洗干净，加水蒸熟，取出备用。

② 将瓜子仁、青梅、蜜枣、橘饼、葡萄干、山楂糕、桃仁切成末，加适量白糖和糖桂花搅拌成馅，装入空心苹果中，用苹果蒂盖儿盖好。将装好的苹果放入蒸笼蒸熟后，取出装入大平盘备用。

③ 将锅置火上，加入清水、白糖和糖桂花混在一起，熬成浓汁，加入淀粉勾芡，将芡汁浇在苹果上即可。

功效：滋阴补虚，清热解毒。适宜慢性前列腺炎患者食用。

◈ 水晶橘子

用料：橘子 100 克，琼脂 30 克，红樱桃 5 个，精盐、鸡精各适量。

制法：将橘子瓣取出，去掉外部白络。将樱桃切成两半。将蒸锅置旺火上，加水 150 毫升，将琼脂洗净放入锅中，蒸约 35 分钟后取出，加入精盐和鸡精调匀备用。将红樱桃码放在盘子中间，把橘瓣码在樱桃周围，再将调好的汁液缓慢倒入

前列腺疾病的治疗与调养

盘中,使其与樱桃、橘子凝固在一起,冷却后即可食用。

功效:益胃生津,理气利尿。适宜慢性前列腺炎有小腹胀满、小便淋沥者食用。

◈ 蜜汁仙桃

用料:蜜桃 750 克,白山药 250 克,京糕 25 克,青椒 1 个,白糖 200 克,蜂蜜 50 克。

制法:

① 将蜜桃洗净,去皮去核,分成 4 瓣,切成厚片用。将京糕切成末。青椒去蒂去籽洗净,用刀刻成 2 片桃叶状片。将白山药蒸熟去皮,用刀剁成泥状,加入 50 克白糖拌匀。将蜜桃片撒上 50 克白糖,放入蒸笼蒸透,取出控干水分,放入盘中摆成桃形。把山药泥薄薄地涂抹在蜜桃片上,呈半立体桃形。在尖部撒上京糕末,放入蒸笼蒸 8 分钟后取出。

② 把白糖倒入炒锅炒黄,加入清水和桃汁,用小火把汁熬浓,再加入蜂蜜调匀成糖汁,将汁均匀地浇在蒸好的桃片上。最后在桃根放上桃叶状青椒加以点缀即可。

功效:补气生津,活血消积。适宜前列腺炎有瘀滞者食用。

◈ 猕猴桃水果卷

用料:猕猴桃 3 个,苹果 1 个,哈密瓜 1/4 个,胡萝卜 100 克,生菜 60 克,蛋黄酱 200 克,春卷皮 4 张,葡萄干适量。

制法:将猕猴桃、苹果、哈密瓜洗净去皮,切成长条备用。将胡萝卜洗净削皮,入水稍煮,切成长条状。将生菜洗净备用。将以上原料及葡萄干铺在春卷皮上,淋上蛋黄酱后,将春卷皮卷起即可。

功效：清热解毒，止渴通淋。适宜前列腺炎有小便淋沥涩痛及血尿者食用。

◈ 拔丝香蕉

用料：香蕉 500 克，鸡蛋 1 个，白糖 100 克，水淀粉 60 克，面粉 15 克，猪油 75 毫升，青红丝少许。

制法：

① 将香蕉去皮，切成滚刀块，蘸上一层面粉。将鸡蛋打入碗中，去掉蛋清，往蛋黄里加水淀粉，搅拌成糊状。把香蕉块放入蛋黄碗中均匀挂糊。

② 将锅置火上，倒入猪油，烧至五成热，把挂好糊的香蕉块滴入锅中炸透，用漏勺捞出沥油。

③ 另取锅置火上，加水和白糖，熬成糖浆，能够拔丝时，放入炸好的香蕉，来回翻动，直至香蕉挂匀糖浆，捞入盘中，撒上青红丝即可。

功效：清热润肠。适宜前列腺炎有尿频而便秘者食用。

◈ 奶油葡萄冻

用料：罐装葡萄 250 克，鲜奶油 100 克，琼脂 10 克，白糖 200 克，香精 1 滴。

制法：

① 将罐装葡萄切碎，盛入容器中备用。将琼脂用温水浸泡 2 小时，放入锅中用小火煮化，加入白糖、葡萄和鲜奶油煮沸。

② 熄火后，将香精滴入锅中，搅拌均匀，成为奶油葡萄

汁。将其盛入容器中，待冷却后，放入冰箱冷冻。可随时取食。

功效：滋阴生津，补气利尿。适宜慢性前列腺炎气阴两伤者食用。

◈ **熘核桃肉**

用料：核桃仁 50 克，猪里脊肉 150 克，鸡蛋 1 个，糖 50 克，葱、姜、精、盐、酱油、醋、黄酒、淀粉、植物油各适量。

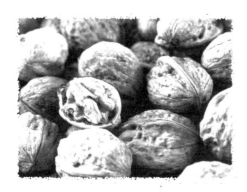

制法：

① 取核桃仁，去内皮，在温油中炸熟，并掰成小碎块待用。将猪里脊肉切成方薄片，用少许精盐和黄酒拌腌片刻，将核桃仁分别包在肉片内，成一个个小球。用 1 个鸡蛋加适量淀粉调成蛋糊，将包有核桃的肉球裹糊下热油锅炸熟。

② 另取一只锅，加少许油烧热，放少许葱、姜煸香，兑上适量的清水，加少许酱油、糖、醋和淀粉，制成酸甜的糖醋汁，将炸好的核桃肉球倒在锅内的汁中，翻匀裹匀即成。

功效：补肾强筋，壮阳固精。适宜肾阴不足而致前列腺炎者食用。

◈ **松仁玉米**

用料：玉米粒 400 克，松仁 100 克，青、红椒各 50 克，小香葱 25 克，花生油、精盐、鸡精、白糖、香油各适量。

制法：

① 将青、红椒洗净，切成小丁。小香葱切成粒状。

② 锅置中火上，注油烧至温热，放入松仁，炸至淡黄色时出锅。玉米粒入沸水中煮4分钟，至八成熟时捞出，控干水分。

③ 锅置中火上，注油烧热，下入香葱粒煸香，放入青、红椒粒、玉米粒煸熟，加入精盐、鸡精和少许白糖调好味，淋上香油，出锅装盘，撒上松仁即可。

功效：补中健脾，除湿利尿。适宜前列腺炎脾虚者食用。

◉ 荠菜炒鸡蛋

用料：鸡蛋4个，鲜嫩荠菜300克，精盐、葱、花生油各适量。

制法：将荠菜择去根和老叶，洗净，切成小段。葱洗净，切成末。鸡蛋打入碗内，放入精盐、葱末、荠菜段，打散搅匀成蛋糊。将锅置火上，放入花生油，烧热后倒入鸡蛋糊，摊匀成饼，用小火煎至两面金黄，盛盘即成。

功效：利湿通淋，凉血止血。适宜前列腺炎有口苦、目涩、胁痛、小便短赤及血尿者食用。

◉ 鲜香椿焖蛋

用料：鲜香椿50克，鸡蛋4个，食用油、精盐适量。

制法：

① 将鲜香椿洗净，放入开水中焯约3分钟，捞出，沥去水分，用刀切成碎末。把鸡蛋打入碗中，加入精盐搅拌均匀。

② 将食用油放入锅中，在火上烧至五成热，下入蛋液急速炒至六成熟成蛋饼后，下入香椿末于鸡蛋中间，再用手勺将鸡蛋向中推折，当鸡蛋包住香椿时，颠翻一下，盖好锅盖，改为小火焖约5分钟后，开盖，盛入盘中即可。

前列腺疾病的治疗与调养

功效：开胃化湿，解毒杀虫。适宜前列腺炎有食欲不振、小便短涩者食用。

◈ **栗子鸡块**

用料：嫩鸡 1 只（约 1000 克），栗子 350 克，葱、姜各 15 克，食用油 500 毫升（实耗 50 毫升），精盐、鸡精、白糖、料酒、酱油、水淀粉各适量。

制法：

① 鸡去内脏洗净，剁成 5 厘米大小的块，放酱油 3 克拌匀。栗子用刀切去一边，在锅内蒸熟，剥去外壳。葱切成段，生姜用刀拍松。

② 锅置火上，放入油烧至七成热时，将鸡块炸至金黄色，再将栗子炸一下，捞出待用。炒锅留油 40 毫升，投入葱、姜煸香后，放入鸡块，随即加入料酒、酱油、白糖、精盐和适量的水烧沸，改用小火焖至鸡块、栗子全部酥烂后，将锅移置旺火上，将汁收浓。

③ 将鸡块取出装入盘中，栗子围在鸡块周围，锅中的汁用水淀粉勾芡，淋上少量熟油，浇在鸡块上即可。

功效：健脾补肾，活血利尿。适宜前列腺炎脾肾虚弱者食用。

◈ **三七蒸鸡**

用料：老母鸡 1 只，三七片 100 克，葱段、姜末、精盐、味精、料酒、清汤各适量。

制法：

① 将母鸡宰杀后，去毛与内脏，洗净切小块。三七片分

两半,一半打粉备用,一半放笼中蒸软切片。葱、姜洗净。

②以上各味与鸡块共放于碗中,加入清汤、精盐、料酒,上笼蒸2小时。出笼后拣出葱、姜,加入味精,将三七粉撒入汤中即成。

功效:止血散瘀,消肿止痛。适宜慢性前列腺炎有体虚、血瘀、出血者食用。

◈ **枸杞子蒸鸡**

用料:枸杞子15克,母鸡1只,葱、姜、精盐、味精、料酒、胡椒粉各适量。

制法:将母鸡宰杀洗净后,放入沸水中氽透,捞出用水冲洗干净,再把枸杞子放入鸡腹内,鸡腹朝上放入蒸盆内,加清汤,放入葱、姜、精盐、胡椒粉,将盆盖好,用湿棉纸封住盆口,上笼蒸2小时取出,拣出葱、姜,调入味精即成。

功效:滋补肝肾。适宜前列腺炎属肾阴虚证,有腰膝酸软、五心烦热、小便不利、早泄者食用。

◈ **泽兰煲鸡肉**

用料:泽兰25支,益母草50克,净鸡肉50克,姜片、精盐、香油适量。

制法:将泽兰、益母草洗净切碎,加清水适量,煎汁去渣。鸡肉切片,加药汁煮熟,再加精盐、姜、料酒、香油调味即成。

功效:活血化瘀,利湿消肿。适宜慢性前列腺炎患者食用。

◈ **猕猴桃滑鸡球**

用料:净鸡肉300克,鲜猕猴桃肉200克,水发香菇25克,鸡蛋1个,植物油500毫升,葱段、姜片、香油、料酒、胡椒粉、湿淀粉、鸡汤各适量。

制法:

①将湿淀粉分成三份。将鸡肉洗净,切成小球形。将鸡蛋打入碗中,加入一份湿淀粉搅拌成糊,放入鸡肉球,挂糊备用。将鸡汤、香油、胡椒粉和一份湿淀粉混合,勾芡成汁备用。

②将锅置火上,倒入植物油,烧至五成热,放入挂好糊的鸡肉球,炸至将熟时捞出。

③另取锅置火上,加植物油烧热,放入葱段、姜片、香菇、猕猴桃肉、鸡肉球混合翻炒,烹入料酒,用剩下的湿淀粉勾芡,炒匀后,淋上香油即成。

功效:滋阴补虚,清热解毒。适宜前列腺炎有小便淋沥涩痛及血尿者食用。

◈ 红烧鸭块

用料:鸭子1只(约2000克),大葱3根,生姜1块,酱油70毫升,料酒、桂皮、大料、白糖、植物油各适量。

制法:

①将鸭子开膛,去内脏,洗净,剁去脚爪,剁成3厘米见方的块。将鸭胗、肝、心整理干净,同鸭块一并入沸水中焯一下,捞出,控去水分。大葱洗净,切成段。生姜拍松。

②将炒锅上火,放油烧热,下入葱段、姜块、大料、桂皮煸香,倒入鸭块,加料酒、酱油、白糖和适量的清水煮沸,移至小火上焖至熟烂时,上旺火烧至汤稠即可。

功效:滋阴养胃,健脾利水。适宜慢性前列腺炎久病伤阴、小便不利者食用。

◈ 冬瓜煲老鸭

用料：鸭子1只，冬瓜、猪肉、菜心各少许，精盐、鸡精、葱段、姜片、香菜、料酒、胡椒粉、清汤各适量。

制法：

① 将鸭子剁成大块。将猪肉洗净，切成块。冬瓜洗净，去皮，切成小块。

② 将砂锅置火上，放入鸭块、猪肉、冬瓜块、葱段、姜片、料酒及清汤，改用小火炖约1小时，加入精盐、鸡精、胡椒粉，调好口味，放入菜心，撒上香菜末即成。

功效：补气利水，滋阴养胃。适宜慢性前列腺炎患者食用。

◈ 西瓜蒸鸭

用料：已处理干净的鸭子1只，中等大小的西瓜1个，葱、姜、精盐、味精、白糖、料酒各适量。

制法：将净鸭剁去脚爪，入沸水中氽透，剔去大骨，剁成块。葱切段，姜切片。西瓜洗净，在瓜蒂处切开茶碗大的开口，用汤匙挖出瓜瓤，将鸭块及调料放入，加水淹没鸭块，再将瓜蒂盖上，并用竹签钉死。将西瓜放入瓷盆中，上笼加大火蒸2小时，至鸭肉熟烂即成。

功效：清热解毒，滋阴生津。适宜前列腺炎热毒伤阴、口干舌燥、小便不利者食用。

◈ 山药地黄蒸鸭

用料：鸭子1只，山药200克，地黄15克，橘皮20克，精盐、黄酒、葱、姜、清汤、胡椒粉各适量。

制法:将葱、姜去皮,洗净,切成末。把鸭子洗净,用精盐、黄酒、胡椒粉、葱末、姜末腌约20分钟。将地黄洗净,切成片,与橘皮一起装入纱布袋内,放在碗底。将山药去皮,洗净,切成片,同鸭肉一起放在药袋上,加入清汤,上笼蒸约2小时,待鸭肉熟烂后,去掉药袋即成。

功效:清热凉血,滋阴养胃,利尿消肿。适宜慢性前列腺炎久病伤阴、小便不利者食用。

◆ 香菜炒鹌鹑

用料:鹌鹑两只,香菜200克,精盐、鸡精、料酒、酱油、葱末、姜末、蒜末、花生油各适量。

制法:将鹌鹑洗净,带骨剁成小块。香菜去根叶,洗净,切成末。将锅置火上,下入葱、姜、蒜末爆锅,加入鹌鹑块炒至水干时,加精盐、鸡精、料酒、酱油、香菜末炒匀出锅即成。

功效:调中利尿,补虚壮阳。适宜慢性前列腺炎久病阳虚,有小便不利、会阴胀凉、畏寒、食欲不振者食用。

◆ 清蒸鹌鹑

用料:鹌鹑4只,精盐、鸡精、料酒、葱段、姜片、胡椒粉、鸡汤各适量。

制法:将鹌鹑宰杀后,去毛、内脏和脚爪,放入开水中稍烫,以去血污和腥味。将鹌鹑捞出,放入大汤碗中,加鸡汤、精盐、鸡精、料酒、葱段、姜片,上笼用旺火蒸约1小时,取出去掉葱段、姜片,撒上胡椒粉即成。

功效:补中利水。适宜病属脾虚而见水肿的前列腺炎患者食用。

◈ 肉焖豌豆

用料：豌豆 500 克，猪肉 100 克，精盐、味精、白糖、湿淀粉、植物油、鲜汤各适量。

制法：把猪肉切成同豌豆大小的粒。把新鲜豌豆用清水淘净，沥干水分。炒锅上火，放油烧热，倒入猪肉粒炒散，当炒出水分并出油时，即倒入豌豆与肉粒同炒，然后加鲜汤和精盐，用小火焖至豌豆熟透酥烂时，加白糖、味精拌匀，用湿淀粉勾芡，盛入盘中即成。

功效：补虚健脾，解毒利尿。适宜泌尿系统感染、前列腺炎等患者食用。

◈ 熟肉丝拌黄瓜

用料：嫩黄瓜 300 克，精肉 150 克，精盐、味精、黄酒、辣酱油、白糖、香油各适量。

制法：

①将嫩黄瓜刷洗干净，抹干水分，切成 3 厘米长的细丝，放入盘内，加入精盐，拌匀，腌 30 分钟。

②将精肉洗净，放入沸水锅中，加入黄酒，煮熟即捞出，晾凉，切成细丝。将腌黄瓜中渗出的水控出，放入熟肉丝，加入白糖、味精，浇上辣酱油和香油，拌匀即成。

功效：滋阴润燥，清热利尿。适宜于前列腺炎、便秘等患者食用。

◈ **苦瓜炒肉丝**

用料：中等大小的苦瓜 2 根，五花肉 100 克，蒜片、精盐、酱油、植物油各适量。

制法：将苦瓜切成两半，去蒂，去籽，切成细丝，撒上精盐少许，用手抓匀，腌 10 分钟。将肉丝切好待用。将锅置旺火上，放油烧热，放入肉丝，炒至八成熟时，最后放入苦瓜丝、蒜片、精盐、酱油，拌炒 3 分钟即可。

功效：清热解毒。适宜前列腺炎患者食用。

◈ **芹菜炒肉丝**

用料：芹菜 150 克，精肉 50 克，香干 50 克，植物油、酱油各适量。

制法：将芹菜择洗干净，放入开水锅内焯一下捞出，切成细丝。香干切成细丝，猪肉洗净切成细丝。炒锅上火，加油烧热，入肉丝煸炒，再下芹菜、香干和酱油共炒至熟，装盘即成。

功效：平肝清热、利湿治淋。适宜前列腺炎患者食用。

◈ **肉丝炒苤蓝**

用料：苤蓝 1 个（约 500 克），生鸡脯肉 100 克，精盐、鸡精、醋、糖、料酒、食用油各适量。

制法：将苤蓝削去皮，洗净后，切成细丝。鸡脯肉切成细丝。将锅置火上，加入半手勺油，将油烧热时，放入鸡丝煸炒，至五成熟时，烹入料酒、醋，翻炒几下后，放入苤蓝丝。用旺火翻炒熟时，放入精盐、鸡精、白糖，再炒均匀时，盛入盘中即成。

功效：解毒利水，祛风化痰。适宜慢性前列腺炎患者食用。

◈ 青苹果焖排骨

用料：猪排骨300克，青苹果1个，胡萝卜50克，姜片2片，葱段、精盐、白糖、料酒、植物油、高汤各适量。

制法：将排骨洗净切成块状，控干水分。将青苹果洗净，去核，切成块状。将胡萝卜洗净，切成块状。将锅置火上，注油烧热，用葱段、姜片放入锅中爆锅，放入排骨，加入料酒稍炒，放入胡萝卜块、精盐和白糖，注入高汤焖熟，放入苹果块拌匀即可。

功效：强筋健骨，滋阴补虚。适宜慢性前列腺炎患者食用。

◈ 莲子薏苡仁熘排骨

用料：莲子30克，薏苡仁50克，排骨1500克，冰糖50克，葱、姜、花椒、卤汁、精盐、黄酒、香油各适量。

制法：将莲子、薏苡仁炒香捣碎，水煎取汁。猪排骨洗净，入药液，再入葱、姜、花椒一起煮至八成熟，捞出晾凉。将卤汁倒入锅中，加冰糖、精盐，在中火上煮成浓汁，烹入黄酒、香油成原汁，倒在排骨上即成。

功效：健脾利湿。适宜前列腺炎脾虚湿盛者食用。

◈ 白兰花熘肥肠

用料：白兰花20朵，熟猪肥肠200克，葱花、生姜片、大蒜瓣、青蒜苗、精盐、味精、黄酒、胡椒粉、湿淀粉、香油、鲜汤各适量。

制法：

前列腺疾病的治疗与调养

① 将猪肥肠切成 3 厘米长的段, 中间破开切成条, 条向下码装盘内。洗净白兰花, 放装盘内。葱、生姜、蒜瓣洗净, 分别切成片。

② 炒锅上火, 放油烧至七成热, 下葱、生姜、蒜煸香, 加入鲜汤、黄酒、精盐、味精、胡椒粉, 将猪肥肠倒入锅中, 待烧开后用小火慢烧, 汤汁收浓时用湿淀粉勾芡, 撒上白兰花和青蒜苗即成。

功效: 清热活血。适宜前列腺炎患者食用。

◈ 绿豆猪肘冻

用料: 绿豆 100 克, 去骨猪肘子 500 克, 葱段、生姜、蒜、花椒油、精盐、酱油各适量。

制法:

① 将猪肘子刮洗干净, 绿豆淘洗干净。砂锅上火, 加清水烧开, 放入绿豆和猪肘子, 用小火慢煮, 待肘子八成熟时(筷子一扎即透)取出。

② 把煮过的肘子皮朝下放入碗中, 加入葱段、生姜(拍松)和精盐, 滤入原汤, 用油纸封住碗口, 上屉把肘子蒸至极烂, 拣出葱段、生姜, 控出原汤, 撇去汤中浮油, 将原汤滤入盛肘子的碗里, 放在通风处晾凉。

③ 待肘子凉透放进冰箱, 凝结成肉冻, 取出切成薄片, 摆在盘中即成。食用时可蘸花椒油、酱油、蒜泥等调料。

功效: 清热解暑, 滋阴生津, 护肝养血。适宜前列腺炎、更年期综合征、性欲减退等患者食用。

◈ **红烧白萝卜羊肉**

用料：白萝卜 400 克，胡萝卜 50 克，羊肉 500 克，桂皮 10 克，葱白、生姜、精盐、味精、五香粉、黄酒、酱油、红糖、植物油各适量。

制法：将白萝卜、胡萝卜、羊肉洗净，切成块备用。炒锅上火，放植物油烧热，下入生姜片爆炒，随即倒入羊肉、白萝卜、胡萝卜翻炒 5 分钟，加黄酒适量，再炒 1 分钟后，加清水、精盐、味精、红糖、酱油、桂皮、葱白，大火烧开后，改用小火煨煮 1 小时，至羊肉熟烂、汁水将干时，调入味精、五香粉即成。

功效：温阳散寒。适宜风湿性关节炎、类风湿关节炎、前列腺炎等患者食用。

◈ **肉苁蓉煨羊肾**

用料：肉苁蓉 30 克，羊肾 1 对，精盐、味精、胡椒各适量。

制法：将肉苁蓉切片，备用。将羊肾、肉苁蓉一起放入砂锅内，加清水适量，小火炖熟。将炖熟的羊，肾倒入碗中，加胡椒、精盐、味精少许调味即可。

功效：补肾益肾。适宜肾虚之前列腺炎患者食用。

◈ **茭白牛肉**

用料：牛肉 200 克，茭白 100 克，葱段、食用油、精盐、酱油、白糖、料酒、水淀粉各适量。

制法：

① 把牛肉洗净，用料酒、酱油、淀粉和适量的食用油拌匀，腌 10 分钟，入油锅内过油后捞出。茭白削去硬皮，切成片，泡在水中。

② 锅内注油烧热，下入茭白、精盐、酱油、白糖和适量的水同煮，待茭白变软时，放入牛肉和葱段煸炒，用水淀粉勾芡，待汤汁稍稠时即可出锅。

功效：强身健体，清热除烦。适宜慢性前列腺炎有小便不利、身体困倦、心烦胸闷者食用。

◈ 红烩牛肉

毫升用料：嫩瘦牛肉 400 克，土豆 100 克，胡萝卜 100 克，洋葱 50 克，精制油 60 毫升，料酒、精盐、鸡精、白糖、鸡汤、面粉、番茄酱各适量。

制法：

① 将牛肉洗净，切成 4 厘米见方的块。土豆、胡萝卜、洋葱均洗净切成小块。

② 取炒锅烧热，注油烧至七成热，倒入土豆炸成金黄色时捞出，倒去热油。锅中留少量油，投入牛肉块煎至两面呈深黄色时，加入鸡汤、料酒烧沸，改用小火焖至牛肉九成熟。

③ 另取炒锅置中火烧热，注油烧至六成热，倒入面粉炒至金黄色，再加入番茄酱略炒，加入焖牛肉中的汤汁搅匀，倒入牛肉块、土豆块、洋葱块、胡萝卜块、精盐、鸡精、白糖烧至牛肉入味，即可起锅装盘。

功效：强筋健骨，补脾利湿。适宜前列腺炎有水气不利者食用。

◈ 清焖牛肉

用料：牛肉 500 克，胡萝卜 200 克，洋葱头 25 克，芹菜 25 克，精盐、胡椒粉、苏叶、食用油各适量。

制法：

① 将牛肉冲洗净，切块。胡萝卜、洋葱头、芹菜均清洗干净，切成碎末。将食用油倒入锅中，在中火上烧热，下入牛肉块，炸至熟透后，倒入漏勺，沥去油。

② 将生油放入锅中少许，烧热后，下入胡萝卜末、洋葱头末、芹菜末、苏叶煸炒一下，炒出香味。下入炸好的牛肉块及调料，加入清水（约能没过牛肉块），盖上盖，焖至牛肉熟烂，出锅盛入盘中即可。

功效：补脾益气，强筋健骨，利水除湿。适宜前列腺炎兼有虚损、水气不利者食用。

◈ 大枣煨牛鞭

用料：牛鞭 1 根（重约 500 克），大枣 100 克，母鸡肉 250 克，生火腿 50 克，猪肘肉 100 克，虾仁少许，油菜心 10 棵，葱、姜、蒜、精盐、味精、黄酒、酱油、胡椒粉、湿淀粉、鸡油、鸡汤各适量。

制法：

① 将牛鞭用黄酒和醋搓洗干净，出水后，再用清水漂洗几次，放罐内煮，加清水、葱段、姜片烧沸，煮至半熟，然后将半熟的牛鞭捞出，用冷水漂洗，用剪刀剪去外皮、尿道管，洗净杂质，切成 3 厘米长的段。另取一部分葱、姜和蒜切片，盛于碗中。

② 将油菜心洗净出水，将母鸡肉、猪肘肉洗净，剁块，出水，把大枣洗净，去核。

③ 将炒锅置火上烧沸，下母鸡肉、猪肘肉、生火腿、虾仁及大枣同煮，煮后移小火上煨 1～2 小时，待汁浓鞭烂时，捞出

牛鞭,拣起大枣,去掉配料,将汤汁沥净。

④将砂锅置旺火上,用鸡油煸炒葱段、姜片及蒜片,待炒出香味时放入牛鞭段及原汁,用精盐、味精、酱油、胡椒粉调好味,用湿淀粉勾芡,淋上鸡油后装盘。将油菜心用鸡汤、精盐、味精烧入味后,围在牛鞭周围,菜心上置大枣,佐餐服食。

功效:壮肾阳,补脾血,益精气。适宜肾阳亏虚所致的前列腺炎、附睾炎等患者食用。

◾ 陈皮兔肉

用料:兔肉 200 克,陈皮 10 克,葱白、姜片、干辣椒、精盐、味精、料酒、醋、酱油、白糖、香油各适量。

制法:将兔肉切成 2 厘米见方的肉丁放入碗中,加精盐、料酒、香油拌匀。陈皮用温水浸泡 10 分钟切成小丁,用白糖、酱油、味精兑成料汁。将炒锅置旺火上,下油炒干辣椒,放兔肉炒到发白后,加陈皮、花椒、葱白继续炒至兔肉丁干酥后烹入料汁和醋,收干后起锅即成。

功效:理气补虚。适宜于前列腺炎病久体虚,伴有气血凝滞者食用。

◆ 鲤鱼戏珠

用料:鲤鱼 1 尾(约 500 克),鸡脯肉 200 克,猪肥膘肉 50 克,鸡蛋 1 个,香菜 25 克,精盐、鸡精、葱丝、姜丝、水淀粉各适量。

制法:

①将鲤鱼去鳞及内脏、鱼鳃,洗净控水,在鱼身两面各切三道刀纹,用开水焯透后,脊背朝上,顺弯摆,放入备好的汤

煲中。将鸡脯肉、猪肥膘肉洗净控干水分后,剁成泥,盛入碗中,再加入精盐、鸡精,打入鸡蛋,加入少量水淀粉,搅拌至起胶成馅待用。香菜洗净,切成 3 厘米长的段。

②锅置火上,加入清水并烧开,再将肉泥做成 4 个丸子,下入开水中,至熟时捞出,放入汤煲中(鱼身两侧各两个),再放入葱丝、姜丝、鸡精、精盐。将丸子汤烧开,撇去浮沫,把汤倒入煲中。淋入香油,撒入胡椒粉,将煲放屉上用旺火蒸 30 分钟,鱼熟透后取出,撒入香菜即成。

功效:健脾益气,温中利水。适宜慢性前列腺炎热毒不盛但小便不利者食用。

◈ **参芪烧活鱼**

用料:党参 10 克,黄芪 10 克,活鲤鱼约 750 克,水发香菇、冬笋片、白糖各 15 克,葱、蒜、姜汁、精盐、味精、料酒、酱油、花生油、猪油、湿淀粉各适量。

制法:将活鱼洗净,在鱼身上切十字花刀。将炒锅置旺火上,放入花生油,烧六成热,将鲤鱼炸成金黄色,捞出滤油,再放猪油、白糖,炒成枣红色时,放入炸好的鲤鱼,党参、黄芪同时下锅,加清水适量,烧开后,移到文火上,煨至汤浓、鱼肉熟透,将鱼捞在盘中,拣去党参、黄芪,再放入调料及香菇、笋片,烧开后,用湿淀粉勾芡,浇在鱼上即成。

功效:健脾益气,利水消肿。适宜慢性前列腺炎有小便淋沥、心悸气短、水肿胀满者食用。

◈ **清炖鲫鱼**

用料:活鲫鱼 1000 克(最好每条在 100 克左右),香菜

25克，精盐、鸡精、胡椒粉、花椒、大料、葱丝、姜丝、料酒、香油、骨头汤各适量。

制法：

①将活鲫鱼刮净鳞，取出内脏，除去鳃后，用清水里外洗净，控干水分。香菜切去根，洗净后控干水分，切成5厘米长的段。将锅加入清水置旺火上烧开，下入洗净的鲫鱼，略焯后捞出沥干水分（去掉鲫鱼的土腥味）。

②将锅内的水倒出，刷净后置火上，下入鸡汤、料酒、姜丝、花椒、大料、精盐等调料之后，把鱼整齐地码在锅中，用小火将汤徐徐烧开。炖至鱼汤呈乳白色时，淋入香油，撒上胡椒粉、香菜段、鸡精，拣出花椒、大料，连汤倒入备好的汤碗中即成。

功效：温中补虚，健脾利湿。适宜慢性前列腺炎有脾虚水肿、小便不利者食用。

◈ 蒜烧鲈鱼

用料：鲈鱼1条（约500克），蒜100克，酱油7毫升，料酒5毫升，醋3毫升，盐4克，鸡精4克，白糖2克，葱、姜各5克，鸡汤500毫升，食用油300毫升。

制法：

①将鱼刮鳞，去内脏，洗净，在鱼体两侧斜切数刀花刀，要求刀距1厘米、刀深0.5厘米。加入酱油2毫升、料酒2毫升、盐2克，腌10分钟。葱切段、姜切块，蒜去皮去根切末，待用。

②炒锅置火上放油250毫升，烧至八成热时将鱼放入，把两面均炸成金黄色取出。炒锅回火，加油50毫升，烧至五成热时，加入蒜（5克）用小火炒出香味，待表面呈金黄色时

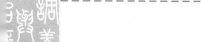

下葱、姜略炒,放入鱼、酱油、料酒、醋、盐、鸡精、白糖、鸡汤,待锅烧开后用小火烧制20分钟。烧制过程中将鱼翻动两次,以使鱼入味。待汁将要收净时盛盘中,蒜放在鱼的周围即可。

功效:补五脏,益筋骨,和肠胃。适宜慢性前列腺炎有食欲不振、小便淋沥者食用。

◈ 锅塌鲈鱼

用料:鲈鱼约1000克,鸡蛋黄1个,葱末10克,姜末10克,蒜瓣15克,植物油1000毫升(实耗100毫升),高汤250毫升,熟猪油、料酒、精盐、酱油、白糖、水淀粉各适量。

制法:

① 将鲈鱼收拾干净后沿脊背由头至尾剖开,腹部仍相连,成双头双尾状,去内脏,剔去脊骨和胸刺,洗净。在肉面上切十字花刀纹,将鸡蛋黄放碗中,加精盐、水淀粉搅匀后,抹在鲈鱼肉面上。

② 将锅置旺火上,倒入植物油,烧至六成热时,将鱼肉面朝下放入,炸至金黄色,倒入漏勺沥去油。将锅置中火上,放入猪油融化,油热后放入葱末、姜末、蒜瓣炸香,再倒入高汤,加料酒、酱油、白糖烧沸,将鱼肉面朝下放入,盖上锅盖,烧约5分钟,装盘即成。

功效:补肝益肾,健脾利水。适宜慢性前列腺炎有肝肾不足、脾胃虚弱者食用。

◈ 豆豉鲅鱼

用料:鲅鱼400克,鸡蛋1个,葱姜末、豆豉、海米、白糖、精盐、鸡精、面粉、酱油、植物油、开水各适量,泡过的茶叶少许。

制法：

① 将鲅鱼收拾干净，去头。均匀抹上少许精盐腌片刻入味。把鸡蛋、面粉调成糊，将鲅鱼均匀挂糊。把豆豉和海米分别洗净剁碎。

② 往锅内倒入适量植物油，轻轻将鲅鱼平放锅中，用中火煎至鱼身呈金黄色，盛入盘内。锅内留少许底油，下入葱姜末、豆豉末、海米末，煸出香味后，放入鲅鱼，并加入酱油、料酒、精盐、鸡精、白糖和少量开水，旺火烧开后，改小火焖煮片刻，汤汁将尽时离火。

③ 另取一锅置于火上，烧热后放入少许泡过的茶叶，烧至冒烟，改小火。在茶叶上放一铁箅，将鱼摆在铁箅上，加盖扣严，熏约 5 分钟，开盖盛入盘中，浇上香油即可。此菜可热食，也可凉食。

功效：健脾利水，补虚开胃。适宜前列腺炎有脘腹胀满、食欲不振、小便淋沥者食用。

◈ 银鱼炒蛋

用料：银鱼 100 克，鸡蛋 3 个，笋片、水发木耳、韭菜各适量，黄酒、精盐、鸡精、精制食用油各适量。

制法：将银鱼洗净沥于水分，加料酒、精盐拌匀。鸡蛋打入碗中，加精盐搅匀。炒锅洗净置火上烧热，用油滑锅后放入精制食用油 40 毫升烧热，推入银鱼煸熟，再淋入打匀的蛋液，随即用手勺拌匀，使银鱼和蛋黏在一起，沿锅边淋入精制食用油，加上笋片、木耳、韭菜、黄酒、鸡精煸炒至熟，翻锅装盘即成。

功效：滋阴润肺，补气利水。适宜前列腺炎气阴两虚者食用。

◈ **红烧鲍鱼**

用料：干鲍鱼 300 克，精猪肉 100 克，水发香菇 50 克，净冬笋 150 克，熟火腿 25 克，葱段、姜片、精盐、鸡精、白糖、酱油、胡椒粉、水淀粉、料酒、香油、植物油、猪骨汤各适量。

制法：

① 将干鲍鱼洗净后用清水浸泡 4 小时取出，下入开水中，加入葱段、姜片、料酒，用中火煮 1 小时捞出，控干水分后，用斜刀切成厚 0.2 厘米的片。将精猪肉、冬笋均匀切成与鲍鱼同样大小的片。

② 锅内倒入适量植物油，烧至六成热时，下入猪肉片、冬笋片、鲍鱼片，炸 3 分钟捞起沥油。将猪骨汤倒入砂锅内，烧沸改用小火，放入香菇、猪肉片、冬笋片、鲍鱼片，加入精盐、鸡精、白糖、酱油、料酒，焖约 30 分钟后起锅。

③ 炒锅置火上，将砂锅内的食物连汤倒入，煮沸后用水淀粉勾芡，颠匀后，装入汤盘，将火腿片装饰盘边，撒上胡椒粉，浇上香油即可。

功效：滋阴益精，清热利湿。适宜慢性前列腺炎患者食用。

◈ **白菜鳝鱼丝**

用料：白菜帮 150 克，活杀鳝鱼 350 克，葱花、生姜末、蒜泥、精盐、味精、胡椒粉、黄酒、酱油、湿淀粉、香醋、植物油各适量。

制法：

① 将白菜帮洗净，切丝。将鳝鱼甩昏，用钉子顶住鱼头，用小刀将鳝鱼从背部剖开，除去骨头及内脏，洗净，再切丝，放入精盐、胡椒粉拌匀待用。取小碗，放入黄酒、酱油、香醋、香油、味精、白糖、葱花、生姜末、湿淀粉调成味汁。

② 炒锅上火，放油烧热，下白菜丝煸炒至熟捞出。原锅中再放油，下蒜泥煸香，再下鳝鱼丝煸炒至变色，随即倒入白菜、调味汁，翻炒几下，起锅装盘即成。

功效：补益脾胃，益气养血，祛风湿，强筋骨。适宜前列腺炎、风湿性关节炎、糖尿病等患者食用。

◉ **虾子豆腐**

用料：豆腐 250 克，虾子 10 克，榨菜 20 克，青菜叶 50 克，精盐、味精、白糖、黄酒、植物油各适量。

制法：将豆腐洗净，切成小块。榨菜洗净后，切成小丁。青菜叶洗净，用精盐腌 10 分钟后取出，切成碎末。炒锅上火，注油烧至七成热，倒入虾子稍炸，加黄酒、白糖、水，盖上锅盖，煮开后改用中火煮几分钟，加豆腐块、榨菜丁和青菜末，待再开锅后停火，加味精拌匀即成。

功效：清热健脾，益气补肾。适宜高脂血症、冠心病、前列腺炎、尿道炎、性功能减退、更年期综合征等患者食用。

◉ **白菜软炒虾**

用料：大虾 300 克，白菜 100 克，香菜 50 克，葱丝、姜丝、食用油、精盐、鸡精、料酒、醋、香油各适量。

制法：将大虾去沙线、须、沙包，洗净，每只一切为二。白菜洗净成条。锅置旺火上,注油烧热,下入葱丝、姜丝煸香,加入虾段,用小火煸炒,炒至虾脑有红油溢出。向锅内加入白菜条,用小火煸炒至熟,加入精盐、料酒、醋和鸡精调好口味,加入香菜段,淋入香油即成。

功效:健脾强肾,利水除湿。适宜慢性前列腺炎患者食用。

◈ **茭白香菇海米卷**

用料:茭白500克,水发海米、胡萝卜、水发香菇、青椒各50克,葱花、生姜丝、精盐、味精、湿淀粉、香油各适量。

制法:

① 将茭白去皮,洗净,切去细端,使其粗细一致,然后放沸水中煮至发软后捞出,冷却后用平刀将每一根茭白滚刀切成较薄的大片。胡萝卜、水发香菇、青椒均匀切成细丝。水发海米剁成末。

② 炒锅上火,加入香油,用葱花、生姜丝炝锅,然后加入胡萝卜、水发香菇、青椒、水发海米、精盐、味精略炒,加少许清水,用湿淀粉勾芡,出锅晾凉制成馅。

③ 取茭白片,摊放案板上,放入制好的馅,卷成手指粗细的圆筒,待全部卷完后放笼内蒸3分钟取出,切成菱形块,放入盘中。炒锅内加入蒸茭白的原汁,放入精盐、味精,调好口味,用湿淀粉勾稀芡,淋上香油烧匀,浇在盘内茭白卷上即成。

功效:补肾壮阳,益气护肝。适宜性欲减退、前列腺炎、尿道炎、慢性肝炎、肝硬化等患者食用。

◎ **干贝炒苋菜**

用料：干贝 200 克，苋菜 200 克，姜丝、藕粉、香油、精盐各适量。

制法：

① 将苋菜择洗干净，选出嫩叶，入水中焯后捞出，投入凉水中过凉，捞出控干水分。把干贝用热水浸泡后放入开水锅中煮软，捞出。

② 锅置火上，注香油烧热，下入姜丝煸香，加入干贝翻炒，下入苋菜，用旺火急炒，加入煮干贝的汁，稍煮，加入精盐，用藕粉勾芡即可出锅。

功效：解毒利尿，清肝通络。适宜前列腺炎出现肝经湿热，有口苦目赤、胸肋痛、小便淋沥者食用。

◎ **炒香螺片**

用料：香螺 400 克，冬笋 100 克，姜末、食用油、精盐、鸡精、料酒、高汤、水淀粉各适量。

制法：将香螺去壳，取出螺肉洗净，切成薄片。冬笋洗净，切成薄片，入开水中焯后捞出。锅置旺火上，注油烧热，下入笋片，加入螺肉、精盐、鸡精、料酒、姜末和高汤稍炒，用水淀粉勾芡，淋入少量熟油，翻炒后即可出锅。

功效：清热利水，解毒消痈。适宜慢性前列腺炎有小便赤涩、尿痛、尿血者食用。

◎ **氽海螺**

用料：鲜海螺肉 250 克，水发木耳 50 克，黄瓜 40 克，香菜 20 克，精盐、鸡精、料酒、高汤、香油各适量。

制法：将海螺肉洗干净，切成大薄片。黄瓜洗净，切成菱形片。香菜择洗干净，切成段。把海螺肉、黄瓜片下开水中焯一下捞出，装入碗中。锅内加入适量的高汤、木耳、料酒、精盐，待烧沸除去浮沫，加入鸡精搅匀，倒入海螺肉中，淋入香油，撒上香菜段即成。

功效：清热利水，解毒消痈。适宜慢性前列腺炎有小便赤涩、尿痛、尿血者食用。

◈ 田螺紫苏叶

用料：田螺 250 克，鲜紫苏叶 5 片，精盐少许。

制法：紫苏叶洗净切碎。田螺先用清水养 2 日，并常换水以除掉泥污。用时，将田螺洗净，控干水。起油锅，放入紫苏叶炒几下，下田螺翻炒，调入精盐炒熟即可。

功效：清热利湿。适宜急性前列腺炎患者食用。

◈ 豌豆焖蛤蜊

用料：鲜蛤蜊 400 克，豌豆 200 克，冬笋 100 克，精盐、水淀粉、高汤、香油各适量。

制法：将蛤蜊洗净后，用盐水浸泡 2 小时，用清水冲洗后，再泡 30 分钟。豌豆洗净待用。冬笋洗净切片。把蛤蜊放入清水锅中，煮至七成熟时捞出。净锅内加高汤烧开，下入豌豆粒、冬笋片，加入精盐，将熟时，用水淀粉勾芡，淋入香油，放入蛤蜊肉稍煮，即可出锅。

功效：滋阴利水，化痰软坚。适宜前列腺炎有小便不利、尿血者食用。

◉ 炝蛎黄

用料:鲜牡蛎肉150克,青菜50克,水发木耳30克,葱丝、姜丝、食用油、精盐、鸡精、花椒油各适量。

制法:

① 将牡蛎肉洗净,肉片大的切开。木耳择洗干净,撕成朵。青菜择洗干净,切段。

② 锅置火上,加入适量的清水、精盐、料酒、鸡精调好口味,烧沸成料汤。在开水锅内加入牡蛎、青菜段、木耳,煮至八成熟时,捞出,控干水分,倒入做好的料汤、葱丝、姜丝,淋入花椒油即成。

功效:清热解毒,滋阴养血。适宜前列腺炎尿频而灼热者食用。

◉ 韭黄炒海蛎

用料:鲜海蛎肉300克,韭黄80克,葱段、姜末、蒜片、食用油、精盐、鸡精、料酒、香油各适量。

制法:将海蛎肉洗净,去净蛎壳,入开水中焯后捞出,控干水分。韭黄择洗干净,切成5厘米长的段。锅置旺火上,注油烧至六成热时,下入葱段、姜末、蒜片煸香,加入海蛎肉、精盐、料酒和韭黄,迅速翻炒,待韭黄熟后,加入鸡精,淋入香油即可出锅。

功效:清热解毒,滋阴养血。适宜前列腺炎有口干舌燥、尿频而灼热者食用。

◉ 炒蛶子

用料:鲜蛶肉300克,冬笋15克,水发木耳20克,玉兰片、葱末、姜末、青菜、料酒、淀粉、清汤、精盐、酱油、鸡精、辣椒油各适量。

制法：将蚶肉洗净，去掉泥沙，切成片。将冬笋、青菜、水发木耳分别洗净，切成片。将蚶肉、玉兰片、冬笋片、木耳、青菜先用沸水焯一下，捞出控干水分。锅置火上，注油烧热，下入葱、姜煸香，放入蚶肉、冬笋片、木耳、青菜翻炒几下，加

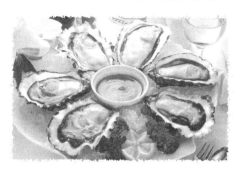

入料酒、酱油、精盐、鸡精、清汤，调好口味，用淀粉勾芡，淋入辣椒油即可。

功效：温中健胃，补血散瘀。适宜慢性前列腺炎阳虚血瘀者食用。

各类粥谱

◈ 冬瓜粥

用料：鲜冬瓜（带皮）60克，大米30～60克。

制法：将冬瓜洗净，切成小块，与大米同煮成粥。空腹服用，每天1～2次。

功效：利尿生津。适宜前列腺炎有小便不利、口干烦渴者食用。

◈ 葵菜粥

用料：葵菜200克，葱白4根，大米100克。

前列腺疾病的治疗与调养

制法：将葵菜洗净，加水煮取药汁，去渣后与淘洗干净的大米、葱白一同入锅，用大火烧开后，用小火熬煮成稀粥。日服1剂，空腹食用。

功效：清热解毒。适宜前列腺炎患者食用。

◈ **马齿苋粥**

用料：马齿苋100克，大米60克。

制法：将马齿苋洗净切碎，同大米煮粥，空腹淡食。

功效：清热解毒，凉血止血。适宜热毒炽盛的前列腺炎患者，有血尿者尤宜食用。

◈ **白兰花粥**

用料：鲜白兰花2朵，大米100克，蜂蜜适量。

制法：将白兰花脱下花瓣，漂洗干净，放入锅中，加清水适量，煮成浓汁。大米淘洗干净，放入净锅中，加清水适量，煮至粥将熟时，加入白兰花浓汁、蜂蜜，再略煮即成。佐餐使用。

功效：清咽止咳，补脾止带。适宜慢性支气管炎、前列腺炎等患者食用。

◈ **西洋参粥**

用料：西洋参5克，麦冬15克，淡竹叶10克，大米50克，冰糖少许。

制法：将西洋参、麦冬、淡竹叶3种药洗净，加适量清水煮粥，用冰糖调味。早晚服用。

功效：养阴清热。适宜慢性前列腺炎有小便短赤不利、口干舌燥、虚烦不眠、手足心热、舌红少津者食用。

◈ 参芪杞子粥

用料:党参 30 克,黄芪 30 克,枸杞子 10 克,大米 100 克,调味品适量。

制法:将党参、黄芪同放砂锅内,加适量清水,用中火煎汁。与此同时,将枸杞子、大米共放进另一锅内煮粥。待煮至粥半熟时,倒入参芪药汁再煮成粥,调味后早晚服食。

功效:健脾益气,补肾固精。适宜慢性前列腺炎患者食用。

◈ 参芪薏苡仁粥

用料:党参 20 克,黄芪 20 克,薏苡仁 50 克,大枣 5 个,大米 100 克。

制法:将党参、黄芪、薏苡仁、大枣、大米分别洗净,放入锅中,加清水适量,加热煮粥即可。可加白糖调味,早晚各 1 次,随量饮用。

功效:补中益气,健脾去湿。适宜中虚之前列腺炎患者食用。

◈ 大米绿豆粥

用料:大米 100 克,绿豆 60 克。

制法:大米、绿豆分别淘洗干净待用。将煮锅加入清水置于火上,然后加入绿豆熬煮。当绿豆涨起稍软后,再下入大米一同熬煮,直至绿豆开花、汁稠为止。

功效:清热解毒,消暑生津。适宜急性前列腺炎热毒炽盛、小便不利者食用。

◈ **百合绿豆粥**

　　用料：大米 100 克，绿豆 100 克，百合 50 克，红糖适量。

　　制法：将百合洗净用清水浸泡备用，绿豆、大米分别淘洗干净。将锅内加入适量清水，放入绿豆、大米同煮，待绿豆将熟时放入百合煮至熟稠。食用时放入红糖略煮即成。

　　功效：清热解毒，消暑生津，利水消肿。适宜前列腺炎患者食用。

◈ **山药大米粥**

　　用料：大米 100 克，山药 50 克，白糖 100 克。

　　制法：大米淘洗干净。山药皮刮净，切成薄片。锅置火上，放入适量清水，将山药片、大米一同放入锅内，用旺火烧沸，改用小火将大米煮烂，再加入白糖，稍煮即成。

　　功效：补肾固精，养脾和胃。适宜肾虚之前列腺炎患者食用。

◈ **玉米面燕麦粥**

　　用料：玉米面 150 克，燕麦仁 100 克。

　　制法：将燕麦仁去杂质洗净，放入锅内，加适量清水煮熟。把用冷水调成的稀玉米糊缓缓倒入煮熟的燕麦仁锅内，用勺不停地推转，烧沸后改用小火稍煮即成。

　　功效：补中健胃，除湿利尿。适宜前列腺炎患者食用。

◈ **加味桃仁粥**

　　用料：桃仁 10～15 克，金钱草 20 克，大米 100 克。

制法：先将金钱草煎后取汁，桃仁捣烂如泥，加水去渣，将以上两种药与大米共同煮粥即成。1 日分 2 次服用。

功效：活血化瘀，清热利湿。适宜前列腺炎属湿热血瘀，有尿频而灼热、会阴部刺痛者食用。

◈ 核桃芡实粥

用料：糯米粉、芡实粉各 50 克，核桃肉 30 克，大枣 15 枚。

制法：先将核桃去壳，洗净。再将糯米粉、芡实粉用凉开水打成糊，放入沸水中，最后与洗净的大枣、核桃肉煮熟成粥糊即成。每日早晚分食。

功效：健脾止泻，固肾涩精。适宜前列腺炎有筋骨软弱、腰腿疼、性功能障碍、小便失禁者以及抑郁症、更年期综合征等患者食用。

◈ 二豆大枣粥

用料：赤小豆、红豇豆各 30 克，大枣 20 枚。

制法：将赤小豆、红豇豆、大枣分别洗净，一同放入锅中，加入适量清水，用大火煮沸后转用小火煮至豆烂即成。每日早晚分食豆、枣，饮汤。

功效：健脾利湿，补肾生精。适宜前列腺炎患者食用。

◈ 茯苓大枣粥

用料：茯苓粉、大米各 30 克，大枣（去核）7 枚。

制法：将大米淘净，下入锅中，加水煮沸后，放入大枣，至将成粥时放入茯苓粉，用筷子搅匀成粥即成。可常食用。

功效：健脾利湿。适宜前列腺炎患者食用。

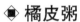

◈ **橘皮粥**

用料：橘皮 10～20 克，大米 30～60 克。

制法：将橘皮煎煮成药汁，去渣，再加入大米煮粥；或是单以大米煮粥，待粥将熟时加入橘皮末 3 克，再煮至粥熟即可。空腹食用，每日 2 次。

功效：健脾理气，和胃化痰。适宜慢性前列腺炎有脘腹胀满、纳差者食用。

◈ **茴香粥**

用料：小茴香 10～15 克，大米 30～60 克。

制法：先将小茴香煎煮取汁，去渣，加大米煮粥；或以小茴香细粉 3 克调入粥中也可。空腹食之。

功效：行气，止痛。适宜前列腺炎有小腹、后背、会阴及睾丸坠胀、冷痛者食用。

◈ **松子粥**

用料：松子仁 25 克，大米 50～100 克，白糖适量。

制法：松子仁洗净，与淘好的大米，加清水适量同煮成粥，用白糖调味。早晚食之。

功效：滋阴补虚，通利二便。适宜慢性前列腺炎患者食用。

◈ **韭菜子粥**

用料：韭菜子 6～10 克，大米 60 克，精盐适量。

制法：将韭菜子研细末待用。将米煮成粥时，再下入韭菜子粉及精盐,再煮一会儿即成。空腹食用。每日 1 次,连服 1 周。

功效:补肾壮阳。适宜前列腺炎属肾阳虚有阳痿、腰膝酸软、夜尿频者食用。

◪ 车前叶粥

用料:鲜车前叶 30 ~ 60 克,葱白 1 根,大米 30 ~ 60 克。

制法:如果车前叶已老,可将车前叶与葱白煎煮后去渣,再加大米煮粥食用;如果是初春正嫩的车前草,可将车前草与葱白切碎,加大米共同煮粥食之。

功效:清热利水。适宜慢性前列腺炎患者食用。

◪ 土茯苓粥

用料:土茯苓 30 克(鲜品 100 克),大米 100 克。

制法:将土茯苓洗净,去外皮,切成片状(已晒干并切成片的,可免此工序),放进砂锅内,用中火煎煮 30 ~ 40 分钟左右,取汁。将大米加入土茯苓煎汁中,用中火煮粥即可。每天食 1 次或 2 次。

功效:清热解毒,健脾利湿。适宜急性前列腺炎患者食用。

◪ 蒲公英粥

用料:蒲公英 30 克(鲜品 60 克),大米 60 克。

制法:锅置火上,将蒲公英加入清水煮开,去渣留汁,入大米煮粥,空腹服用。

功效:解毒消痈。适宜热毒型前列腺炎有小便短赤、尿道热痛者，口疮、咽喉肿痛者也宜食用。

◈ 蒲公英银花粥

用料：蒲公英 60 克，金银花 30 克，大米 100 克，砂糖适量。

制法：将蒲公英、金银花同放进砂锅内，加适量清水煎汁，然后去渣取药汁，再加入大米煮成稀粥。粥成后加入适量砂糖。每日 2 次食用。

功效：清热解毒，疏风通络。适宜前列腺炎患者食用。

◈ 紫苏麻仁粥

用料：紫苏子、火麻仁各 10 ~ 15 克，大米 60 克。

制法：将紫苏子、火麻仁捣碎如泥，然后加水慢研，滤汁去渣，以药汁煮大米为稀粥。空腹食用。

功效：润肠通便，滋阴补虚。适宜前列腺炎有便秘等患者食用。

◈ 滑石瞿麦粥

用料：滑石 30 克，瞿麦 10 克，大米 30 ~ 60 克。

制法：将滑石用布包扎，与瞿麦同入 500 毫升水中煎煮约 20 分钟，去渣留汁，加入大米煮成稀粥。空腹食用。

功效：清热利湿，利水通淋。适宜泌尿道感染引发的前列腺炎、小便淋沥频繁而尿道灼痛者食用。

◈ 山药地黄苁蓉粥

用料：山药 20 克，地黄 20 克，肉苁蓉 15 克，大米 100 克。

制法：将山药、地黄、肉苁蓉加水煎汁，去渣留汁，与淘洗干净的大米共煮成稀粥即可。日服 1 剂,连服 7 日。

功效:益气养阴,清热凉血,生津润燥。适宜前列腺炎患者食用。

◈ **山药蜜粥**

用料:山药、大米各 60 克,酥油、蜂蜜各适量。

制法:将山药洗净,去皮为糊,用酥油、蜂蜜炒,使之凝结,用勺揉碎。将大米煮粥,放入山药搅匀即可。做早餐食用。

功效:健脾益肾。适宜前列腺炎患者食用。

◈ **芋头鲜肉粥**

用料:大米 250 克,去皮芋头 300 克,猪肉 150 克,鲜香菇 4 朵,虾米 10 克,精盐、香油、胡椒粉各适量。

制法:芋头、鲜香菇切成小方丁。猪肉切成碎粒。虾米泡软。大米洗净。煮锅内水滚后,放入大米,大滚后改用小火熬煮。将炒锅内放少许油,下入芋头、虾米、鲜香菇、猪肉煸炒后,待煮锅内米开花后放入粥中,煮 5 分钟后,再加入调味料即可。

功效:补肾养血,滋阴润燥。适宜前列腺炎有阴虚燥热、二便欠利者食用。

◈ **磁石猪腰粥**

用料:磁石 50 克,猪腰 1 只,大米 100 克,生姜少许,葱片适量。

制法:大米淘洗干净。猪腰去内膜,洗净,切细。将磁石捣碎,放入砂锅中煎煮 1 小时,滤汁去渣,加入大米、猪腰、生姜、葱片同煮为粥,即可服食。

功效:养肾脏,强骨气。适宜肾虚而致的前列腺炎、耳鸣耳聋、头晕目眩、心悸失眠等患者食用。

◈ 大麦牛肉粥

用料:大麦仁 150 克,熟牛肉、面粉各 100 克,葱花、姜丝、精盐、味精、醋、胡椒粉、香油、牛肉汤各适量。

制法:牛肉切成块。大麦仁去杂,洗净。面粉加冷水调成稀糊。锅内加牛肉汤和适量清水,下大麦仁煮至开花,将面粉稀糊细流下锅,烧沸成麦仁面糊。另取一锅,放入熟牛肉、精盐、醋,盛入麦仁面糊,调入味精、胡椒粉、辣椒丝、葱花、姜丝、香油,烧沸,搅匀即成。每日早晚分食。

功效:益气强筋,和胃消积。适宜前列腺炎患者食用。

◈ 狗肉小麦仁粥

用料:狗肉 300 克,小麦仁 100 克。

制法:将狗肉洗净,切成小块,与洗净的小麦仁同入锅中,加水共煮成粥。每日早晚分食。

功效:温肾助阳,补益脾胃。适宜前列腺炎、泌尿系统感染、勃起功能障碍、早泄等患者食用。

◈ 狗肉辣椒粥

用料:熟狗肉 50 克,辣椒 50 克,大米 100 克,葱白末、生姜末、精盐、味精、黄酒、植物油各适量。

制法:熟狗肉切成小丁块。辣椒择洗干净,切成细末。将大米淘净,入锅熬煮成粥后加入熟狗肉、辣椒、葱白末、生姜末、植物油、精盐、味精、黄酒后,稍煮即成。每日早晚分食。

功效:活血通络,温肾补阳。适宜前列腺炎患者食用。

◈ **美味鱼茸粥**

用料:草鱼肉 300 克,水发海米 50 克,腐竹 50 克,红枣 8 枚,陈皮 1 块,葱丝、姜丝各少许,精盐、鸡精、香油各适量。

制法:将草鱼收拾干净,去皮和骨刺,剁成肉茸。腐竹用开水泡 20 分钟,用清水洗净,控干水分,切成细粒。海米剁成末,与陈皮、葱、姜、红枣盛入布袋内,扎紧袋口。将米淘洗干净,加适量水烧开,加入海米、大米、腐竹和调料布袋同煮,至汤汁浓稠后,再加入姜丝、葱丝、鸡精、精盐、香油即可。

功效:温中补虚,健脾利湿。适宜慢性前列腺炎患者食用。

◈ **鲜虾韭菜粥**

用料:鲜活海虾 50 克,鲜嫩韭菜 100 克,糯米 100 克,精盐、味精、胡椒粉各适量。

制法:韭菜洗净,切成段。将洗净的鲜活海虾、糯米放入砂锅,加水煮粥,待粥熟后加入韭菜,煮一二沸,加入精盐、味精、胡椒粉调味。每日早晚分食。

功效:补肾壮阳,填精补髓。适宜前列腺炎、勃起功能障碍、早泄等症患者食用。

◈ **粟米牡蛎粥**

用料:新鲜牡蛎 100 克,粟米 60 克,大米 100 克,生姜丝、精盐、味精、酱油、熟猪油各适量。

制法：将粟米、大米拣去杂质，淘洗干净，放入砂锅内，加清水适量，煮粥。把牡蛎放入盐水中浸泡20分钟，清水洗净。待粥锅烧开后，加入牡蛎、熟猪油、酱油、生姜丝、精盐、味精，拌匀，改用小火煮至牡蛎熟烂即成。每日早晚分食。

功效：滋阴补肾，养心安神。适宜慢性胃炎、消化道溃疡、糖尿病、前列腺炎、勃起功能障碍、早泄等患者食用。

各类汤羹饮

◈ 家常白菜汤

用料：白菜500克，精肉100克，绿豆粉丝50克，海米20克，高汤750毫升、精盐、鸡精、姜丝、食用油各适量。

制法：

① 将白菜洗净，菜帮劈开，切成1厘米宽、5厘米长的条。将精肉洗净，切成片。绿豆粉丝剪成10厘米长的段。海米洗净待用。

② 锅置火上，放油，油热后，姜丝爆锅，放肉片煸炒，七成熟时，放白菜一同煸炒均匀，下入高汤、海米、粉丝。汤沸后，用精盐、鸡精调好口味即成。

功效：清热利水，解毒益胃。适宜慢性前列腺炎患者食用。

◈ 黄瓜木耳汤

用料：黄瓜1根，木耳20克，精盐、鸡精、香油、食用油各适量。

制法：将黄瓜去皮，挖瓤，切成厚块。木耳用温水泡发洗净，控干水分。将锅置火上，注油烧热，下入木耳煸炒几下，加适量水和酱油。待烧滚时，倒入黄瓜略炒，再用精盐、鸡精调好口味，淋入香油即可。

功效：利水止咳，清热解毒。适宜慢性前列腺炎患者食用。

◨ 绿豆冬瓜汤

用料：绿豆 300 克，冬瓜 1000 克，鲜汤 500 毫升，生姜、葱结、精盐各适量。

制法：将锅上火，倒入鲜汤、绿豆烧沸，除去浮沫。生姜洗净，拍碎放入锅中，中火煨煮 1 小时。冬瓜去皮、瓤，洗净，切块，投入绿豆汤锅内，煮至软而不烂，调入适量精盐即成。

功效：清热消暑，祛瘀解毒，降脂降压。适宜前列腺炎患者食用。

◨ 甘麦大枣汤

用料：生甘草 9 克，小麦 30～60 克，大枣 30 克。

制法：将以上 3 味加清水适量，文火煎煮，去渣取汁，代茶频饮。

功效：补虚安神，和中养胃。适宜慢性前列腺炎有小便不爽、焦虑不安、心烦失眠、心悸脉促者食用。

◨ 人参莲子汤

用料：白人参 10 克，莲子 15 粒，冰糖 30 克。

制法：将白人参与去心的莲子一同放入碗中，加清水适量浸透后,调入冰糖,置锅中隔水蒸 1 小时后取出。喝汤吃药。

功效:补气固肾。适宜慢性前列腺炎有小便频繁、遗精、心悸气短、体瘦乏力者食用。

◉ **荔枝红黑枣汤**

用料:干荔枝肉、大枣、黑枣各 15 克。

制法:将干荔枝肉、大枣、黑枣洗净,一同入锅,加清水适量,大火煮沸后,转小火煎煮 60 分钟左右,至荔枝肉、大枣、黑枣熟烂即成。上下午分饮。

功效:补脾止泻,补血养血。适宜前列腺炎患者食用。

◉ **赤小豆葫芦羹**

用料:苦葫芦 1 个,赤小豆 60 克,大枣 15 枚,冰糖、蜂蜜各适量。

制法:将苦葫芦洗净,去瓤,加水煮成浓汁备用。赤小豆和大枣煮熟,去掉豆皮及枣核,捣成泥,调入苦葫芦浓汁,继续煮成羹,加冰糖和蜂蜜调味即成。每日早晚分食。

功效:清热解毒,利尿消肿。适宜泌尿系统感染、前列腺炎、肾炎水肿、性欲低下等症患者食用。

◉ **赤小豆茅根汤**

用料:赤小豆 100 克,白茅根 50 克。

制法:将赤小豆、白茅根加水同煎,将豆煮烂后,去茅根,食豆汤。

功效:清热利水,凉血止血。适宜前列腺炎尿中带血者食用。

◈ 赤豆薏苡仁羹

用料：赤豆 30 克，薏苡仁 40 克，糖少许。

制法：将赤小豆、薏苡仁洗净，放入锅中，加水煮烂，用少量糖调味，分 2 次食用。

功效：活血利湿。适宜慢性前列腺炎脾虚湿盛者食用。

◈ 冬瓜海带薏苡仁汤

用料：鲜冬瓜(连皮)250 克，生薏苡仁 50 克，海带 100 克，精盐、味精、香油各适量。

制法：冬瓜洗净，切成粗块。生薏苡仁洗净，海带洗净切成细片状。将以上三物同放进砂锅内，加适量清水煮汤，煮熟后加精盐、味精、香油调味即可。

功效：健脾益气，清热利湿。适宜前列腺炎患者食用。

◈ 青豆玉米羹

用料：鲜玉米粒 100 克，罐头菠萝 20 克，枸杞子 15 克，青豆 15 克，水淀粉 10 克，冰糖 100 克。

制法：将玉米粒洗净，放入大碗中，加入适量开水，上笼蒸约 20 分钟取出。菠萝切成如玉米大小的颗粒。枸杞子用水泡发好。将煮锅加入水和冰糖，待冰糖溶化后，放入玉米粒、枸杞子、菠萝、青豆烧开，用藕粉勾芡，即可食用。

功效：补中健胃，除湿利尿。适宜慢性前列腺炎患者食用。

◈ 海带绿豆甜汤

用料：海带 60 克，绿豆 80 克，白糖适量。

制法：将海带浸透，洗净切丝。绿豆洗净。把全部用料一齐放入锅内，加清水适量，武火煮沸后，文火煮至绿豆烂，放白糖调甜汤，再煮沸即可，随量饮用。

功效：清热利湿。适宜前列腺炎患者食用。

◈ 绿豆车前子汤

用料：绿豆 60 克，车前子 30 克。

制法：将绿豆淘洗干净，车前子用细纱布包好，共同放入锅内加水烧开，改用小火煮至豆烂，去车前子即可。

功效：清热利尿。适宜慢性前列腺炎湿热偏盛者食用。

◈ 豆腐皮香菇冬笋汤

用料：干豆腐皮 100 克，香菇、冬笋各 50 克，精盐、味精、植物油、香油、鲜汤各适量。

制法：将干豆腐皮上蒸笼蒸软，切成菱形片。香菇用温水泡发，除去杂质，洗净，切成丝。冬笋切片备用。锅上火，放油烧热，随即加入鲜汤、精盐、味精、香菇丝、冬笋片、干豆腐皮烧开，去浮沫，起锅淋入香油即可。

功效：清热利尿，补虚降脂。适宜前列腺炎、泌尿系感染等患者食用。

◈ 冬瓜蛋花汤

用料：冬瓜 300 克，鸡蛋 1 个，香菜 20 克，紫菜 10 克，鸡汤或骨头汤 500 毫升，精盐、鸡精、胡椒粉、香油各适量。

制法：将冬瓜洗净，去皮改刀。鸡蛋打入碗中搅匀。香菜择洗干净切段。紫菜洗好撕成片。汤锅置火上，加入鸡汤或骨头汤。烧开，放入冬瓜，淋入蛋液。开锅后除去浮沫，加入精盐、鸡精、胡椒粉调好口味，出锅前放入香菜段和紫菜片，淋入香油即成。

功效：清热利水，解毒生津。适宜慢性前列腺炎患者食用。

◈ 百合蛋黄汤

用料：百合 45 克，鸡蛋 1 个，糖适量。

制法：将百合浸泡一夜，洗净，加清水适量煮 30 分钟，去百合，加蛋黄搅匀，用糖调味。早晚分服。

功效：滋心养肾，清心安神。适宜慢性前列腺炎属阴虚有心烦失眠、焦虑不安、口燥咽干、潮热盗汗者食用。

◈ 烩苹果羹

用料：鲜苹果 2 个，山楂丁 25 克，冰糖 150 克。

制法：将苹果洗净去皮，用刀将四面切掉，切成小丁。将锅上火，加入水，将冰糖放入化开，再下入苹果丁，汤沸时除去浮沫，盛在汤碗内，撒上山楂丁即可食用。

功效：清热利尿，健脾开胃。适宜慢性前列腺炎患者食用。

◈ 瓜皮荷叶汤

用料：新鲜西瓜皮 250 克（或干西瓜皮 100 克），鲜荷叶 30 克。

制法：将西瓜皮和荷叶洗净，切成小块，混合后放入锅中，加适量水，煮 30 分钟后，取出汤汁服用即可。

功效：清热解暑，生津利尿。适宜急、慢性前列腺炎患者食用。

◈ 豌豆奶羹

用料：嫩豌豆 250 克，牛奶 50 毫升，白糖 30 克，湿淀粉 25 克。

制法：将嫩豌豆洗净，控干水分，煮烂，制成豆泥。汤锅上火，舀入清水，烧沸，倒入豆泥及白糖，用汤勺搅匀，再加牛奶拌匀，最后用湿淀粉勾芡，装盘即成。

功效：补虚益气，去瘀解毒。适宜前列腺炎、单纯性肥胖症、脂肪肝、高脂血症、习惯性便秘等患者食用。

◈ 荔枝鸡汤

用料：净母鸡 1 只（1000 克），荔枝核 15 克，高良姜 6 克，泽兰 10 克，葱、姜、精盐、味精、料酒、胡椒粉各适量。

制法：将净母鸡入沸水锅中焯去血水，在砂锅内加清水适量，放入鸡、荔枝核、高良姜、泽兰、葱、姜、料酒、精盐，置旺火上烧开，除去浮沫，改用小火慢烧 2~3 小时，至鸡肉熟烂即可。

功效：补虚活血，理气止痛。适宜慢性前列腺炎有气滞血瘀，会阴、睾丸胀痛或刺痛者食用。

◈ 椰肉杞枣炖母鸡

用料：椰子肉 150 克，枸杞子 50 克，黑枣 30 克，母鸡肉 200 克，葱花、姜末、精盐、味精、黄酒、香油各适量。

制法：将椰子肉洗净，切成丝，榨取其汁放入碗中，再加入洗净的枸杞子、黑枣、鸡肉块和精盐、黄酒、葱花、姜末及清水适量,用大火烧开后,转用小火炖至鸡肉熟烂,加入味精调味,淋上香油即成。

功效:补肝益肾,健脾开胃。适宜前列腺炎、慢性胃炎、贫血等患者食用。

◈ 水鸭益脑汤

用料:水鸭1只,瘦肉100克,山药、枸杞子各15克,生姜2小块,精盐、鸡精各适量。

制法:将水鸭用滚水泡一泡,去毛及内脏。瘦肉放入滚水锅中煮5分钟,捞出洗净。山药、枸杞子洗净。将适量清水煮沸,放入以上材料及生姜,小火煲4小时,放入精盐、鸡精调味即可。

功效:滋阴补气。适宜肾脏阴阳俱虚所致前列腺炎者食用。

◈ 冬虫夏草炖老鸭

用料:老雄鸭1只,冬虫夏草3克,精盐、味精、香油各适量。

制法:雄鸭去毛,去内脏洗净,砍开鸭头,插入虫草5根,其余虫草放入鸭腹内,加清水适量,放瓦盅内隔水炖熟。

功效:补虚损,益精气。适宜慢性前列腺炎肝肾亏损者食用。

◈ 白兰花猪肉汤

用料:精肉150～200克,鲜白兰花30克(干品10克),

精盐少许。

制法：将精肉洗净，切成小块，与鲜白兰花加水煮汤，加精盐少许调味。饮汤食肉，每日 1 次。

功效：补肾滋阴，行气化浊。适宜男性前列腺炎及女性白带过多等患者食用。

◈ **参芪瞿麦猪肉汤**

用料：人参 3 克，黄芪 30 克，车前草 40 克，瞿麦 20 克，精肉 200 克，葱段、精盐各适量。

制法：将人参、黄芪、车前草、瞿麦去杂质洗净，切碎。精肉剔去筋膜，洗净，在沸水中焯一下，捞出切片。以上原料一同放入锅中，注清水适量，加精盐、葱段，煮至肉烂即可。佐餐，吃肉喝汤。

功效：补气益血，清利湿热。适宜湿热型前列腺炎患者食用。

◈ **黄芩煮肉片**

用料：猪里脊肉 500 克，莴笋 1 条，黄芩 6 克，栀子 6 克，滑石 20 克，姜、蒜、豆瓣酱、精盐、味精、植物油、香油各适量。

制法：用水 1200 毫升煎煮黄芩、栀子、滑石，取汁约1000 毫升备用。锅置火上，放植物油少许，油热后下豆瓣酱、葱、姜煸香，并加上药汁烧开，将切好的肉片、莴笋下入，肉片熟时起锅，加精盐、味精、香油即成。

功效：泻火解毒，清热利湿，凉血散瘀。适宜前列腺炎患者食用。

◈ 玉米须黄瓜瘦肉汤

用料：玉米须 40 克，黄瓜 50 克，车前草 20 克，白茅根 40 克，精肉 200 克，葱花、姜末、精盐、味精、黄酒、生油各适量。

制法：玉米须、车前草、白茅根洗净，放砂锅中加水浸泡 20 分钟，加热煎熬 20 分钟，取汁，两次药汁合并。黄瓜洗净切片。砂锅中加热放油，油热放精肉、葱、姜煸炒几下，放黄酒、精盐，注入药汁，煮 30 分钟，肉熟时放黄瓜片，烧开，撒味精即可。

功效：清热利湿，利水通淋。适宜湿热型前列腺炎患者食用。

◈ 薏苡仁芡实瘦肉汤

用料：薏苡仁 30 克，芡实 20 克，扁豆 30 克，精肉 200 克，葱段、姜片、精盐各适量。

制法：将薏苡仁、芡实、扁豆洗净，水浸 30 分钟。精肉洗净切片。以上用料下锅煮至熟透即可，适量饮服。

功效：补脾肾，祛风湿。适宜肾虚型前列腺炎患者食用。

◈ 黄芪茯苓杜仲猪骨汤

用料：黄芪 30 克，茯苓 30 克，枸杞子 15 克，猪脊骨 500 克，葱段、姜片、精盐、味精各适量。

制法：黄芪、茯苓、枸杞子洗净。猪脊骨洗净，剁成段，下沸水中焯一下，捞出备用。以上原料全部放入锅中，加清水适量，加精盐、葱段、姜片，煮至肉烂，调入味精即可。

功效：健脾益气，强肾益精。适宜前列腺炎患者食用。

◉ **黑豆煮猪肝**

用料：猪肝 250 克，黑豆 60 克，当归 30 克，大枣 15 枚，精盐、味精、五香粉、香油各适量。

制法：将猪肝洗净，切成片，与黑豆、当归、大枣一同入锅，加水共煮汤，煮至猪肝、黑豆熟烂后，去当归，加入精盐、味精、五香粉、香油调味即可。

功效：健脾补血，滋阴益肾。适宜前列腺炎、腰腿痛等患者食用。

◈ **刀豆炖猪腰**

用料：鲜猪肾 2 个，刀豆 2 枚，精盐少许。

制法：鲜猪肾洗净去膜，每个肾塞入 1 枚刀豆，加水适量，微火炖熟，放少许盐。早晚空腹连汤各服肾 1 个。轻者服 2～4 天，重者服 4～8 天。

功效：化湿利尿，补肾填虚。适宜前列腺炎、尿频、遗尿、肾虚等患者食用。

◈ **骨碎补煲猪腰**

用料：猪腰 1 只，骨碎补 10 克，生姜 3 片，精盐、香油各适量。

制法：骨碎补研为细末或砸碎。猪腰洗净，切开，剔去中间筋膜，再用食盐搓洗，清水冲净。把骨碎补纳入猪腰内，用线扎紧，放进瓦煲内，加入清水 1500 毫升，武火煲沸后改用文火煲约 2 个小时，调入适量食盐和香油即可。

功效：壮腰强肾。适宜慢性前列腺炎肾阳虚损者食用。

❖ 山药苁蓉羊肉汤

用料：山药50克，肉苁蓉20克，菟丝子10克，核桃仁2个，瘦羊肉500克，羊脊骨1具，大米100克，葱、姜、精盐、料酒、花椒、胡椒粉、大料各适量。

制法：先将羊脊骨剁成数节，用清水洗净后待用。羊肉洗净后，焯去血水，再洗净，切成约3厘米厚的条块。将山药、肉苁蓉、菟丝子、核桃仁用纱布包好，扎紧口。将药包、羊脊骨、瘦羊肉、大米及葱、姜同时放入砂锅中，注入适量的清水，用大火烧沸，然后除去浮沫，再放入花椒、大料、料酒，用小火煮至熟烂，最后调入胡椒粉、精盐即成。

功效：温补肾阳。适宜肾阳不足、肾阴亏损的前列腺炎患者食用。

◆ 白煨牛肉汤

用料：牛肉150克，口蘑50克，精盐、鸡精、胡椒粉、花椒面、葱段、姜片、高汤各适量。

制法：先将牛肉切块，放入沸水中略焯后待用。口蘑洗净，切成片待用。锅置火上，汤锅中倒入高汤，放入焯好的牛肉、花椒面、精盐、鸡精，中火煮约50分钟，放入口蘑，用慢火煨透，再放入葱段、姜片、胡椒粉即成。

功效：强筋健骨，利水除湿。适宜肾阳虚损的慢性前列腺炎患者食用。

◈ 牛肉蚕豆汤

用料：牛肉250克，鲜蚕豆400克，精盐、味精、香油各适量。

制法：将牛肉洗净，切块，同鲜蚕豆一同放入锅中，加清水适量，煨炖熟烂，加精盐、味精、香油调味即成。

功效：清热利湿，益气强筋。适宜前列腺炎、泌尿系感染、贫血、单纯性消瘦等患者食用。

◈ **萝卜野兔汤**

用料：净嫩野兔 1 只（约 500 克），腐竹、萝卜各 20 克，枸杞子少许，精盐、鸡精、料酒、胡椒粉、葱花、姜丝、鸡汤各适量。

制法：先将净嫩野兔洗净，剁成块，在沸水里焯去血水后待用。绿豆芽洗净，控干水分待用。腐竹用热水泡发，切成段待用。萝卜洗净，切成块待用。将砂锅放火上，然后倒入鸡汤，放入兔肉块，中火煨至六成熟时，下入腐竹段、萝卜块、枸杞子，煮开后，加入绿豆芽、料酒、葱花、姜丝，用慢火煨至肉烂汤浓时，最后用精盐、鸡精、胡椒粉调味即成。

功效：补中益气，凉血解毒。适宜前列腺炎有虚实夹杂证的患者食用。

◈ **粟米雀肉羹**

用料：鹌鹑 3 只，粟米 30 克，荸荠粉 15 克，葱白 2 根，精盐适量。

制法：将鹌鹑剖杀，去脚爪、内脏，洗净。葱白洗净，切成葱花。荸荠粉用水湿润。粟米淘洗干净，与鹌鹑肉、葱花一同放入锅内，加清水适量，大火煮沸后，小火煲 2 小时，加入湿荸荠粉搅匀，煮沸后，加精盐调味即成。可当点心食用。

功效：补虚助阳，温肾强筋。适宜前列腺炎、泌尿系感染等患者食用。

◈ 丹参当归田鸡汤

用料：丹参 20 克，当归 10 克，冬瓜 250 克，田鸡 250 克，葱段、姜片、精盐各适量。

制法：将丹参、当归去杂洗净，置砂锅中煎煮 30 分钟，去渣取汁。冬瓜洗净，去皮、瓤，切成片。田鸡活宰，洗净，去皮、爪、内脏，放锅内加药汁、葱、生姜、精盐，煮 30 分钟，下冬瓜片，再煮片刻，至冬瓜熟即可。佐餐服食，或单独服用，早晚各 1 次。

功效：活血化瘀，补脾利湿。适宜瘀血型前列腺炎患者食用。

◈ 奶汁炖鲤鱼

用料：活鲤鱼 1 条（约 500 克），鲜牛奶（用全脂速溶奶粉代替也可）300 毫升，水发玉兰片 25 克，精盐、鸡精、姜丝、白糖、料酒、香油、胡椒粉各适量。

制法：

① 将鲤鱼刮去鳞，除去鱼鳃、内脏，里外清洗干净后，控干水分，在鱼身两面各横切 3～5 道刀纹。玉兰片洗净后，切成 0.3 厘米厚的小片。

② 锅置火上，加水。将水烧开，将鲤鱼放入轻轻一焯即刻捞出控干水分。玉兰片焯透后捞出待用。将焯水倒去，刷净锅，置火上烧热，放入牛奶、清水、姜丝、料酒、白糖、精盐、鸡精，再放入焯好的鲤鱼和玉兰片，用小火将汤徐徐烧开，再慢慢煨炖，直至汤汁黏稠时，淋入香油、撒入胡椒粉即成。

功效：温中益气，利水除湿。适宜前列腺炎患者热毒不盛但小便不利者食用。

◈ 赤小豆鲤鱼汤

用料：鲤鱼1尾（500克），赤小豆50克，葱、姜、精盐、味精、料酒、香油各适量。

制法：将赤小豆淘洗干净。鲤鱼宰杀后，去鳞、鳃及肠杂，洗净备用。姜切片，葱切段。将赤小豆、鲤鱼放入锅内，加入清水2500毫升、姜、葱、料酒，煮30分钟，加入精盐、味精，淋入香油即可。

功效：利水消肿。适宜急性前列腺炎湿热内蕴者食用。

◈ 苦瓜鲫鱼汤

用料：活鲫鱼2条（约300克），苦瓜50克，粉丝15克，高汤500毫升，精盐、鸡精、料酒、猪油、葱、姜各适量。

制法：将鲫鱼刮鳞去鳃、去内脏，用热水焯一下。粉丝用温水浸泡。苦瓜洗净改刀。葱、姜切丝。汤锅放入高汤、鲫鱼、猪油烧开，除去浮沫，加入精盐、鸡精调好口味。将鱼煮熟后放入苦瓜、粉丝、料酒、葱丝、姜丝，将汤调浓后烧煮一会儿即成。

功效：清热解毒，利水除湿。适宜前列腺炎热毒炽盛者食用。

◈ 茯苓冬瓜皮鲫鱼汤

用料：茯苓30克，冬瓜皮40克，鲫鱼500克，生姜、精盐、味精各适量。

制法：将活鲫鱼杀后去鳞、鳃、内脏，洗净。茯苓、冬瓜皮、生姜洗净。将全部用料放入砂锅内，加清水适量，用大火烧沸后，小火煮 2 小时，取出即可。饮汤吃肉。

功效：健脾利湿，利水通淋。适宜中虚型前列腺炎患者食用。

◈ 鲢鱼头尾汤

用料：鲢鱼头、尾各 1 个，鲜菠菜 200 克，精盐、鸡精、料酒、酱油、醋、葱段、姜丝、蒜片、胡椒粉、白糖各适量。

制法：将鱼头去鳃、鱼尾去鳞后，用清水洗净，放开水锅中焯去血污，捞出控干水分。菠菜去根洗净，切段。将锅重置火上烧干，加少许油，待油将起烟时，放葱段、姜丝爆锅，煸出香味时，加少许酱油、醋，稍炒，加清汤、鲢鱼头、尾，放精盐、鸡精、料酒、白糖、蒜片调好口味，改用小火炖约 1 小时，待鲢鱼头、尾酥烂时，下入菠菜，撒上胡椒粉即成。

功效：温中利水。适宜慢性前列腺炎有阳气不足者，如无力、怕冷、小便不畅等患者食用。

◈ 木耳黄鱼汤

用料：黑木耳 15 克，干黄花菜 30 克，小黄鱼 1 尾（300 克），葱花、姜末、精盐、味精、黄酒、植物油各适量。

制法：将小黄鱼去鳞、鳃及内脏，洗净，下油锅略煸，盛起备用。黄花菜、黑木耳分别用水泡发，洗净。黄花菜切成段。将黄花菜、黑木耳和黄鱼一同入锅，加清水适量，大火煮沸后，转用小火煨煮至鱼肉熟烂，调入葱花、姜末、精盐、味精、黄酒等调味即成。

功效：强体益气，清热解毒，补虚开胃。适宜前列腺炎、慢性胃炎、贫血等患者食用。

◈ **栗子百合黑鱼汤**

用料：黑鱼 1 条（约 400 克），鲜栗子肉 250 克，百合 50 克，芡实 25 克，瘦肉 150 克，陈皮 1 块，精盐适量。

制法：黑鱼拍死，去鳞，用精盐拌擦一遍。栗子肉用热水烫过去衣。百合、芡实洗净。瘦肉放入滚水中煮 5 分钟，捞出洗净。陈皮泡软，刮去瓤，洗净。清水烧沸，放入全部材料烧沸，用小火煲 2～3 小时，下精盐调味即可。

功效：滋阴补肾。适宜肾虚精亏型前列腺炎患者食用。

◈ **桃仁煲墨鱼**

用料：墨鱼 500 克，桃仁、红花各 6 克，骨棒汤 2000 毫升，葱、姜、精盐、鸡精、料酒各适量。

制法：墨鱼洗净，切 4 厘米宽的块。桃仁用沸水浸泡去皮。红花洗净。将以上原料同放入砂锅内，加入骨棒汤及葱段、姜片，置武火上烧沸。待墨鱼熟烂后，调入精盐、鸡精、料酒即成。可与其他菜搭配食用，又可直接佐餐。

功效：滋阴养血，活血化瘀。适宜慢性前列腺炎瘀血阻滞者食用。

◈ **甲鱼滋肾汤**

用料：甲鱼 1 只（约 300 克），枸杞子 30 克，熟地黄 15 克，葱、姜、精盐、味精各适量。

制法：甲鱼烫死，去爪、甲、内脏，切方块，洗净放锅中，再放入枸杞子、熟地及葱、姜,加清水,煮至肉烂,放精盐、味精即成。吃肉喝汤,可常食用。

功效:滋阴补肾。适宜慢性前列腺炎肾阴虚者食用。

◈ 木耳泥鳅汤

用料:黑木耳 20 克,笋片 50 克,泥鳅 200 克,葱、生姜、精盐、猪油各适量。

制法:用热水洗去泥鳅表面的黏液,清除内脏并洗净,用猪油略炸,放入锅中,加入择洗干净的水发黑木耳、笋片、葱、生姜和少许精盐及适量的清水,煮至泥鳅肉稍烂即可。

功效:补益气血,利水消肿,益肾壮阳。适宜前列腺炎、附睾炎及睾丸炎、勃起功能障碍、早泄等患者食用。

◈ 泥鳅炖豆腐

用料:活泥鳅 500 克,鲜豆腐 250 克,食盐、姜、味精各适量。

制法:将泥鳅剖开,去鳃及内脏,洗净放入砂锅内,加上食盐、生姜、清水各适量。先用武火烧开后,再用文火清炖至五成热。然后,加入豆腐块于砂锅内,再用文火炖至泥鳅肉熟烂,加味精即可佐餐食用。

功效:滋补壮阳,消渴利尿。适宜前列腺炎患者食用。

◈ 海米豆芽汤

用料:黄豆芽 250 克,海米 50 克,葱花、姜末、精盐、味精、香油各适量。

制法:将黄豆芽去掉根须,洗净。海米用开水浸泡 20 分钟,将泡海米的水沉淀一下,去掉下面的沉沙和杂质,倒入砂锅内,放入豆芽、海米、葱花、姜末、精盐,烧沸,见汤呈白色时再加味精,出锅装碗,淋上香油即成。

功效:清热利湿,补肾壮阳。适宜前列腺炎患者食用。

◈ 干贝鲜荔羹

用料:细鸡丝 120 克,干贝 100 克,荔枝肉 50 克,韭黄 25 克,水发香菇丝 15 克,鸡蛋 2 个,精盐、料酒、胡椒粉、湿淀粉、生姜汁、植物油、香油、鲜汤适量。

制法:将干贝洗净,放瓦盅内,加油拌匀,再加生姜汁、清水和精盐,入蒸笼中,用中火蒸半小时至软烂时,取出。炒锅上中火,烹入料酒,放鲜汤、胡椒粉、鸡蛋液、干贝、荔枝肉、韭黄和香菇丝,烧至微沸,用湿淀粉勾芡,放炸鸡丝,淋上香油,拌匀即成。

功效:滋阴补虚,清肺养胃。适宜前列腺炎患者食用。

◈ 丝瓜牡蛎汤

用料:丝瓜 450 克,鲜牡蛎肉 150 克,葱花、姜末、精盐、味精、黄酒、五香粉、湿淀粉、清汤、植物油、香油各适量。

制法:将鲜牡蛎肉洗净,放入沸水锅中烫 5 分钟,捞出,剖成薄片,待用。汤锅置火上;加植物油,烧至五成热,投入鲜牡蛎肉片煸炒,烹入黄酒,加清汤,中火煮沸,投入丝瓜片,加葱花、姜末,再煮沸时,加精盐、味精、五香粉,最后再用湿淀粉勾芡,淋入香油,搅拌均匀即成。

功效:清热解毒,凉血活血,止渴降糖。适宜前列腺炎、慢性尿道炎、糖尿病等患者食用。

◈ **益母蛤蜊汤**

用料：蛤蜊肉 150 克,益母草嫩苗 250 克,牛膝 15 克,精盐、味精、香油各适量。

制法：将益母草洗净切碎,牛膝洗净,蛤蜊肉用淡盐水洗净。将清水适量煮沸,放益母草、牛膝,文火煮半小时,去益母草、牛膝,放蛤蜊肉再煮 15 分钟,然后放入精盐、味精、香油调味即可。

功效：利水散瘀。适宜前列腺炎患者食用。

调养茶饮

◈ **白兰花茶**

用料：白兰花 2 朵,绿茶叶 3 克。

制法：将白兰花洗净,与绿茶叶一同放入茶杯中,加入沸水冲泡,代茶饮用。

功效：镇咳平端,利尿化痰。适宜前列腺炎患者饮用。

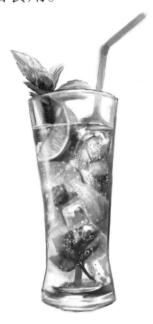

◈ **马齿苋荠菜饮**

用料：鲜马齿苋 500 克,鲜荠菜 400 克。

制法：先将鲜马齿苋、鲜荠菜去杂,连根洗净,同入开水中浸泡 30 分钟,取出后连根切碎,放入榨汁机中榨汁。榨汁后的马齿苋、荠菜再加入适量温开水浸泡 10 分钟,再榨汁,合并2次汁液,用纱布过滤。将过滤后的马齿苋、荠菜汁置锅中,以小火煮沸即成。每日早晚分饮。

功效:清热解毒,利湿去火。适宜急性前列腺炎、泌尿系感染、慢性肠炎等患者饮用。

◈ 蚕豆壳茶

用料:蚕豆壳15克,红茶叶3克。

制法:将蚕豆壳、红茶叶放入茶杯中,用沸水冲泡即成,代茶频饮。

功效:清热利湿,祛脂减肥。适宜单纯性肥胖症、脂肪肝、高脂血症、肾炎水肿、前列腺炎等患者饮用。

◈ 荷叶三豆饮

用料:荷叶15克,白扁豆粒、黄豆、绿豆洗净,加水煎煮至熟烂后,取浓汁饮用。每日早晚分饮。

功效:解毒消暑,健脾益气。适宜暑热证、痘疹透发不畅、消化性溃疡、高血压、前列腺炎、关节炎等患者饮用。

◈ 车前草糖水

用料:车前草100克(鲜品400克),竹叶心10克(鲜品30克),生甘草10克,红糖适量。

制法:将车前草、竹叶心、生甘草一同放入砂锅内,加适量清水,用中火煮沸,再用小火煮30分钟左右,放入红糖,稍煮片刻即可,每天代茶饮用。

功效:清热利湿,利水通淋。适宜急性前列腺炎患者饮用。

◈ **马齿车前茶**

用料：马齿苋 60 克，车前草 30 克，白糖 30 克。

制法：将前 2 味水煎取汁，调入白糖，代茶饮用。每日 1 剂，连服 7 天。

功效：清热利湿，凉血解毒。适宜慢性前列腺炎有湿热下注者饮用。

◈ **二紫通尿茶**

用料：紫花地丁、紫参、车前草各 15 克，海金砂 30 克。

制法：将以上各味研为粗末，置保温瓶中，以沸水 500 毫升泡闷 15 分钟。代茶饮用，每日 1 剂，连服 5～7 天。

功效：消炎利尿。适宜前列腺炎有排尿困难及尿频、尿痛者饮用。

◈ **仙桃饮**

用料：仙桃 200 克，桃汁 150 克，白糖 30 克。

制法：将桃洗净，去皮和核，切碎，放入容器内，撒上白糖，再加桃汁拌匀，封口，放置阴凉处 3 小时即成。当饮料饮用。

功效：养胃生津，润肺活血。适宜前列腺炎患者饮用。

◈ **猕猴桃饮**

用料：猕猴桃 1 个。

制法：将猕猴桃去皮后捣烂，加入适量温开水调匀后饮服。每日 1 次，连服 2 周。

功效：通淋下石，清热利尿，生津润燥，健脾止泻。适宜前列腺炎患者饮用。

◈ 玉米须香蕉皮饮

用料：玉米须、香蕉皮各 50 克。

制法：将玉米须、香蕉皮分别洗净，切碎后同入砂锅，加水 600 毫升，用小火煎成 300 毫升，最后再以洁净纱布过滤，取汁即成，代茶频饮。

功效：清热解毒，利尿降压。适宜前列腺炎、高血压、泌尿系感染等患者饮用。

◈ 葡萄饮

用料：葡萄 250 克。

制法：将葡萄洗净，去皮去核，捣烂取汁，加入适量温开水饮服，每日 1～2 次，连服 15 日。

功效：滋阴润肺，利水消肿。适宜前列腺炎患者饮用。

◈ 甘蔗饮

用料：甘蔗 500 克。

制法：甘蔗洗净去皮，切小段榨汁饮服。每日 1 剂，分 2 次服，经常服用。

功效：润肺生津。适宜前列腺炎患者饮用。

◈ 爵床草大枣饮

用料：鲜爵床草 100 克（干品减半），大枣 30 克。

制法：先将爵床草洗净切碎，再与大枣一同煎煮，代茶饮服。每日 1 剂。

功效：清热解毒,利尿消肿。适宜前列腺炎患者饮用。

◼ 柿饼大枣山萸饮

用料：柿饼 3 个,大枣 15 枚,山萸肉 10 克。

制法：先将柿饼、大枣洗净,然后放入温开水浸泡 20 分钟,去柿核及枣核,切碎备用。将山萸肉洗净,放入砂锅,加水煎煮 2 次,每次 30 分钟,合并 2 次煎汁,放入柿饼、大枣同煮 20 分钟即成。每日早晚分饮,饮时可一并嚼食柿饼、大枣。

功效：补肝益肾,降压宁神。适宜前列腺炎并伴有高血压患者饮用。

◼ 西瓜皮地丁饮

用料：西瓜皮 10 克,蒲公英、紫花地丁各 12 克。

制法：将西瓜皮、蒲公英、紫花地丁放入砂锅,加清水适量,煎汤取汁。每日一剂。

功效：清热利湿。适宜湿热蕴结型前列腺炎患者饮用。

◼ 冬蒲饮

用料：忍冬藤 60 克,蒲公英 30 克。

制法：将忍冬藤、蒲公英加水 500 毫升,煎煮后去渣取汁约 400 毫升,代茶频饮。

功效：解热毒,消痈肿。适宜急性前列腺炎或有热毒征象的各种前列腺疾病患者食用。

◈ **黄芪茅根饮**

用料：生黄芪 30 克，白茅根 30 克（鲜品 60 克），肉苁蓉 20 克，西瓜皮 60 克（鲜品 200 克），砂糖适量。

制法：将黄芪、白茅根切段，与肉苁蓉、西瓜皮同放进砂锅内，用中火煮汤，加入砂糖。每日饮 2~3 次。

功效：利水消肿。适宜慢性前列腺炎患者饮用。

◈ **甘草金银花茶**

用料：生甘草 5 克，金银花 20 克。

制法：将生甘草、金银花加水煎汁，去渣取汁即可。代茶频饮，每日 1 剂。

功效：清热解毒。适宜前列腺炎患者饮用。

◈ **三七人参饮**

用料：三七 10 克，人参 5 克，白糖适量。

制法：人参洗净，放瓦盅内，注清水适量，加热煮沸 10 分钟，调入白糖即成。喝完可再加水烧沸 10 分钟加白糖再饮，代茶饮。

功效：补气活血，滋阴益肾。适宜伴有瘀血症状的前列腺炎患者饮用。

◈ **乌药饮**

用料：乌药 2 克，橘皮 3 克，紫苏叶 2 克。

制法：将乌药用温开水煎取浓汁，兑入橘皮、紫苏叶煎汁。少量频服。

功效：行气止痛。适宜前列腺炎气滞下焦、小腹疼痛及会阴肿胀者饮用。

◈ **萆薢益智乌药茶**

用料：萆薢 12 克，益智仁 10 克，乌药 5 克，石菖蒲 3 克，精盐少许。

制法：将以上各味加水煎汁，调入精盐即可。代茶频饮，每日分 2 次服。

功效：分清化浊。适宜前列腺炎患者饮用。

◈ **大黄半夏琥珀茶**

用料：熟大黄、半夏各 12 克，琥珀 5 克。

制法：将熟大黄、半夏加水煎汁，冲服琥珀。每日 1 剂，早晚各服 1 次。

功效：清热利湿。适宜前列腺炎患者服用。